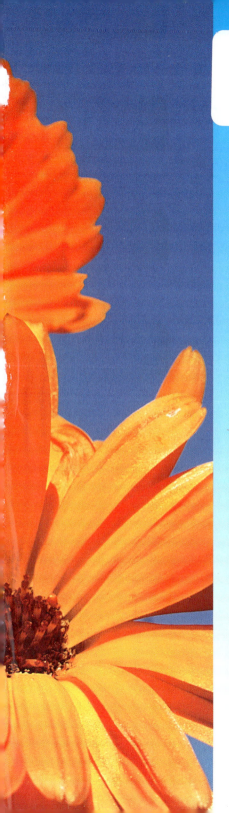

der Natur

Hildegard von Bingen, ihr Geburtstag jährt sich 1998 zum 900sten Mal, hat das Weltbild ihrer Zeit revolutioniert und in ihren medizinischen Schriften die gesamte Psychosomatik vorweggenommen. Durch diesen medizinischen Quantensprung ist sie heute aktueller denn je.

Heilung ist nach Hildegard ein ganzheitlicher Prozeß, der auf mehreren Ebenen gleichzeitig verläuft. Quelle der Heilungsenergie ist Gott. Das, was heilt, liegt im Menschen selbst verborgen. Die Heilkräfte für den Leib sieht Hildegard in der Natur: »In der gesamten Schöpfung, in den Bäumen, Kräutern, Pflanzen, Tieren, Vögeln und sogar in den Edelsteinen sind starke Heilkräfte verborgen, die kein Mensch weiß, wenn sie ihm nicht von Gott offenbart werden!«

Dr. rer. nat. Wighard Strehlow

INHALT

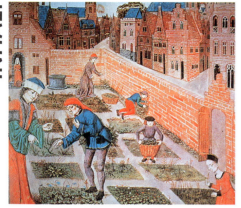

INFORMATION

Hildegard und ihre Medizin............4
Hildegard-Medizin – was ist das? 5
Leben und Werk der Hildegard von
Bingen 5
Gesundheit und Krankheit 7
Die goldenen Lebensregeln 7
Schädliche Lebensmittel 9
Seelische Risikofaktoren 10
Die Hildegard-Heilkunde 11
Hildegards Elementenlehre 11
Der göttliche Aspekt 12
Der kosmische Aspekt.....................12
Der körperliche Aspekt 12
Der seelische Aspekt 13
Heilmethoden der Schöpfung 13
Moderne Erkenntnisse zur Hildegard-
Medizin..14
Für und wider Hildegard 14
Die Wiederentdeckung des Dinkels ...15

BEHANDLUNG

*Beschwerden und ihre
Behandlung*..............................16
Grenzen der Selbstbehandlung 17
Beschwerden von A bis Z 17

Die Heilmethoden 44
Lebensmittel als Heilmittel 45
Heilkräfte im Getreide 45
Heilende Kräfte im Gemüse 46
Die Heilkräfte in den Früchten..........49
Gewürze – Heilmittel für Magen und
Darm...52
Fisch – die leichte Kost 54
Die Heilkräfte im Fleisch 54
Auch Fette können gesund sein 55
Diäten 56
Durchfall-Diät nach Dr. Hertzka........56
Drei-Tage-Fieberdiät 57
Dinkelkur..57
Das Hildegard-Fasten 58
Edelsteine und ihre Wirkung 59
Amethyst 59
Jaspis 60
Topas-Wein 60
Spirituelle Psychotherapie................61
Musik und Tanz 62
Meditation 62
Ausleitungstherapien.......................63
Aderlaß 63
Schröpfen 64
Moxibustion....................................65
Heilung durch den Glauben 65

Hildegard-Rezepte 66
Zum Einnehmen 67
Akelei-Urtinktur...............................67
Andorn-Kräutermischung 67
Andorn-Rahmsuppe 67
Aronstabwurzel-Wein......................68
Bärwurzbirnhonig 68
Bibernell-Mischpulver 68
Brombeer-Elixier 69
Dinkel...69
Dinkelganzkörner-Kur......................69
Dinkel-Habermus mit Edelkastanien 69
Edelkastanien 69
Edelpelargonien-Mischpulver 70
Fenchel-Dill-Kräuter..........................70

INHALT

Fenchel-Mischpulver (Sivesan)..........70
Fenchelsamen...................................71
Flohsamen..71
Flohsamen-Wein...............................71
Galgant..71
Galgant in Himbeerwasser 71
Galgantwurzel-Wein 72
Goldkur..72
Hirschzungen-Elixier 72
Hirschzungenfarn-Pulver 72
Kalbsfußknochenbrühe 73
Königskerzen-Fenchel-Wein 73
Kopfsalat..73
Liebstöckel-Dotter-Suppe 73
Meerrettich-Galgant-Mischung 74
Meisterwurz-Wein.............................74
Muskatellersalbei-Trank....................74
Muskat-Zimt-Nelken-Kekse 74
Mutterkraut 75
Mutterkümmel-Ei-Granulat 75
Petersilien-Honig-Trank 76
Pflaumenkern-Kur.............................76
Quendel oder Feldthymian 76
Rainfarnpulver..................................76
Rainfarnsuppe 77
Salbei-Wein......................................77
Speisemohn.....................................77
Wasserlinsen-Elixier 78
Weinraute...78
Wermut-Trank...................................78
Wermut-Eisenkraut-Wein..................78
Salben, Cremes und Öle 79
Apfelknospenöl................................79
Einfache Rebtropfen.........................79
Melaleukaöl (Myrtenöl) 80
Ölige Rebtropfen..............................80
Rosen-Olivenöl.................................80
Salbei-Butter-Salbe..........................81
Tannencreme...................................81
Veilchencreme 81
Weingeist-Oliven-Rosenöl.................82
Wermutöl...82
Anwendungen 82
Dachsfell..82
Eisenkraut-Kompresse 83
Gerstenbad 83
Kaltwasser-Behandlung....................83
Leinsamen-Kompresse 84
Maulbeerblätter...............................84
Rautensalbe zur Nierenmassage.......84
Rebaschenlauge 85
Ringelblumen 85
Schafgarbenblätter 85
Wegerichsaft-Urtinktur.....................86
Weizen-Packung...............................86
Wiesengrün-Wasser-Behandlung 86
Wilde Minze (Mentha sativa) 87
Zypressenbad...................................87

ZUM NACHSCHLAGEN

Haus- und Notfallapotheke
nach Hildegard 88
Lexikon zur Hildegard-Medizin 89
Adressen, die weiterhelfen 90
Bücher, die weiterhelfen 92
Sachregister.....................................93

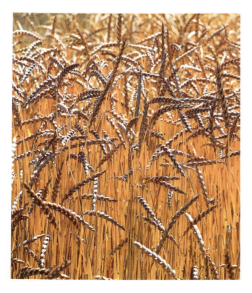

Hildegard und ihre Medizin

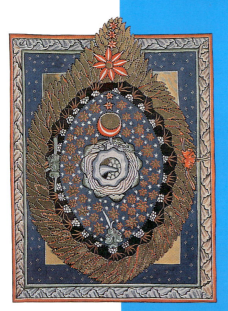

In der Hildegard-Heilkunde werden Ursachen behandelt und nicht nur Symptome. Im Sinne eines ganzheitlichen Geschehens verläuft die Heilung gleichzeitig auf vier Ebenen: Körper, Seele, Schöpfung und Kosmos sind gemeinsam daran beteiligt. Es ist die erste christliche Medizin überhaupt. Wie keiner vor und nach ihr verstand es Hildegard, die Handschrift Gottes zu lesen und für uns auszuwerten.

Foto: Der Kosmos.
Im Zentrum die vier Elemente

Hildegard-Medizin – was ist das?

Die Heilkunde der Hildegard von Bingen war für nahezu 800 Jahre in Vergessenheit versunken. Erst durch die Entdeckung einer Abschrift ihres medizinischen Lehrbuches in der königlichen Bibliothek in Kopenhagen wurde das Interesse für diese erste und einzige christliche Ganzheitsmedizin neu erweckt. Der Konstanzer Arzt Dr. med. Gottfried Hertzka brachte die Hildegard-Heilkunde auf den aktuellen Stand der Medizin und wandte sie als erster konsequent in der Praxis an. 1984 habe ich seine Praxis übernommen, die Hildegard-Medizin weiterentwickelt und ausgebaut. Heute ist die Hildegard-Medizin das Ergebnis Jahrhunderte alten Wissens und jahrzehntelanger ärztlicher Erfahrung, die sich an Tausenden von Patienten bewährt hat.

Durch die Entdeckung alter Handschriften wurde die heutige Renaissance der Hildegard-Medizin möglich.

Leben und Werk der Hildegard von Bingen

Hildegard von Bingen (1098 bis 1179) kommt mit acht Jahren ins Benediktiner-Kloster auf dem Disibodenberg, wo sie im damals hohen Alter von 43 Jahren ihren ersten Visionsauftrag erlebt. Diese Vision, die sie

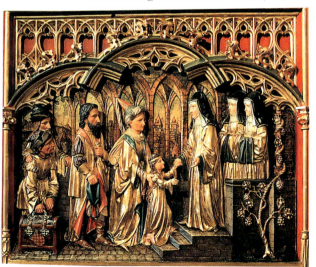

Im Jahr 1106, bereits mit acht Jahren, wird Hildegard von ihren Eltern ins Kloster gebracht.

Hildegard und ihre Medizin

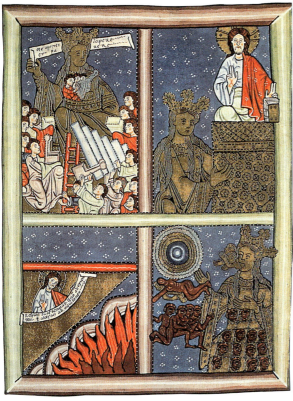

Vier Visionen Hildegards mit Christus und Ecclesia

vor allem als Lichtereignis beschreibt, mündet in ihr erstes Buch »Scivias«: »*Schreibe alles auf, was du siehst und hörst, tue die Wunder Gottes kund*«. Nach ihrem zweiten Visionsauftrag im Alter von 47 Jahren gründet sie auf dem Rupertsberg in Bingen ihr eigenes Kloster, das sie als Äbtissin leitet.

Obwohl des Lesens und Schreibens nicht mächtig, verfaßt sie mit Hilfe schreibkundiger Sekretäre zahlreiche in lateinischer Sprache geschriebene Bücher, die ihr zu enormem Ansehen in den wissenschaftlichen und politischen Kreisen ihrer Zeit verhelfen. Auf visionäre Weise vereint sie Theologie, Ethik, Medizin, Musik und Kunst zu einem ganzheitlichen Verständnis von Mensch, Schöpfung und Kosmos. Von dieser Sichtweise geprägt sind auch ihre medizinischen Werke:

- »Causae et Curae« (Die Ursachen der Krankheiten und ihre Behandlung): Hier stellt Hildegard die Heilkunde in einen kosmischen Rahmen. Die Schöpfung der Welt, das Bauwerk des Kosmos, die vier Weltelemente und die Stellung des Menschen im Kosmos sind ihre Themen. Das Buch beschreibt über fünfzig Krankheiten mit den dazugehörigen Heilmitteln (oberer Kasten).

- »Physica« (Naturkunde): Dieses Buch enthält über

> »*Diese Arzneimittel sind von Gott gewiesen und befreien den Menschen von seinen Krankheiten oder Gott will nicht, daß er von seinen Krankheiten befreit werde.*«

> »*Was ich schreibe, sehe und höre ich in der himmlischen Schau (visio) und gebrauche keine anderen Worte als die gehörten.*«

2000 Behandlungsvorschläge mit Heilmitteln von Bäumen, Pflanzen, Edelsteinen, Tieren, Vögeln und Fischen (unterer Kasten Seite 6).
Hildegard von Bingen hinterläßt auch über 300 Briefe, mit denen sie ihren Zeitgenossen Rat und Trost spendet und die Politik ihrer Zeit maßgeblich beeinflußt. Hildegards Briefe gehen nach ganz Europa zu den Großen und Mächtigen von Kirche und Reich. Mutig erhebt sie ihre Stimme gegen die Mißstände in den Kirchen und schreckt auch nicht vor der Macht der Päpste zurück. Sie wird dafür ein Jahr vor ihrem Tod noch mit dem Interdikt bestraft.
Ihrem Sekretär Wibert von Gembloux verdanken wir die genauen Beschreibungen über ihr Leben und die schönsten Aussagen über das Geheimnis der Visionen Hildegards. Obwohl von der Kirche nie heilig gesprochen, wird Hildegard von Bingen von ihren Anhängern als Heilige verehrt.

»Diese Arzneimittel sind von Gott gewiesen ...«

Eine Volksheilige, die von der Kirche nie heilig gesprochen wurde

Gesundheit und Krankheit

Mehr als viele moderne Mediziner trifft Hildegard von Bingen mit ihren Vorstellungen von Gesundheit und Krankheit den Nerv unserer Zeit. Falsche Lebensweise, Fehlernährung und der Verlust seelischer Werte kann durch eine High-Tech-Medizin nicht kuriert werden. Das Scheitern dieser Medizin bei allen Zivilisationskrankheiten, der Trend zur Naturheilkunde sowie die spirituellen Heilungserfolge, mit denen wir derzeit aus Amerika geradezu überschüttet werden, bestätigen die Notwendigkeit eines ganzheitlichen Ansatzes – wie den der Heilkunde Hildegards. Für Hildegard von Bingen ist der Mensch von Natur aus gesund, doch kann er durch seine Ernährung und seinen Lebensstil diese Gesundheit beeinflussen, erhalten oder auch zerstören.

Die goldenen Lebensregeln
Hildegards Gesundheitsprogramm läßt sich zu den »sechs goldenen Lebensregeln« zusammenfassen. Danach ist jeder mehr oder weniger für seine Gesundheit selbst verantwortlich, die er sowohl von innen als auch von außen tagtäglich beeinflussen kann durch:

Vision von Hildegard in einer Bilderhandschrift um 1230

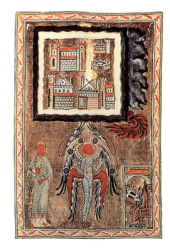

- die richtige Auswahl von Essen und Trinken. Hildegard erkannte schon damals die große Bedeutung richtiger Ernährung: *»Eure Lebensmittel sollen eure Heilkräfte sein.«*
Heute wissen wir, daß neben den Grundnährstoffen (Eiweiß, Kohlenhydrate, Fette) Vitamine, Mineralstoffe und Spurenelemente in unseren Lebensmitteln sein müssen, damit wir gesund bleiben und Krankheiten vorbeugen.
- Anwendung der Heilkräfte in der Natur (Kasten).

> *»In der gesamten Schöpfung, in den Bäumen, Kräutern, Pflanzen, Tieren, Vögeln, Fischen, ja sogar in den Edelsteinen sind geheime Subtilitäten* (Heilungskräfte) *verborgen, die man nicht wissen kann, wenn sie uns nicht von Gott geoffenbart werden.«*

- den richtigen Rhythmus bei Schlaf und Bewegung: *»Denn wenn der Mensch schläft erholt sich sein Mark und macht seine Knochen fest, stärkt das Blut, bildet neues Muskelfleisch, vereinigt die Glieder und vermehrt Verstand und Wissen«.*
- ein ausgewogenes Maß an Arbeit und Entspannung *(»ora et labora«)*. Das richtige Verhältnis zwischen Anstrengung und Meditation hilft bei Leistungsverlust durch Streß.
- Reinigung des Körpers von seinen Gift- und Schlackenstoffen. *»Wenn die Säfte im Menschen das rechte Maß bewahren, so ist der Mensch gesund. Haben sie sich aber in Gegensatz zueinander gestellt, dann machen sie ihn hinfällig und krank.«* Die Belastung des Körpers durch gesundheitsschädliche Stoffe ist heute aktueller denn je, denken Sie nur an Umweltgifte, Konservierungs- und Zusatzstoffe in Lebensmitteln oder an chemische Medikamente.
- Einsatz seiner seelischen Heilkräfte. Nach Hildegard hilft Fasten zur seelischen Reinigung, bei der sich seelische Risikofaktoren (Laster, Seite 10) zu seelischen Heilungskräften (Tugenden) wandeln. *»Die Seele ist für den Körper, was der Saft für den Baum ist, und ihre Kräfte entfaltet sie wie der Baum seine Gestalt.«* Diese sechs Faktoren beeinflussen den Körper in allen seinen Nöten. Richtig eingehalten verhindern sie körperliche und seelische Krankheiten und verhelfen zu gutem Humor (humores, lateinisch: gute Säfte), Leistungsvermögen sowie Wohlbefinden.

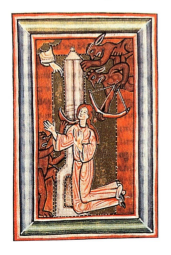

Die schützende Hand Gottes bewahrt den Menschen durch das Gebet vor dem Angriff des Bösen.

Schädliche Lebensmittel

In der Hildegard-Heilkunde werden alle Lebensmittel als Heilmittel betrachtet. Nur bei einigen Ausnahmen weist Hildegard auf gesundheitliche Schädigungen hin, die für empfindliche Menschen zum Problem werden können. Zu diesen »Küchengiften« gehören:

> »Wenn der Mensch rohe Äpfel oder Birnen oder rohes Gemüse oder sonstige ungekochte Speisen genossen hat, die weder auf dem Feuer, noch mit irgendeinem Gewürz zurechtgemacht wurden, so können diese in seinem Magen nicht fertig gekocht (verdaut) werden, weil sie vorher nicht zurechtgemacht waren. So steigen die schlechten Säfte aus den Speisen ... zur Milz auf und verwandeln diese möglicherweise zu einer schmerzhaften Geschwulst.«

- Erdbeeren verschleimen den Körper und führen zu Entzündungszuständen (Allergien, Ekzeme, Blinddarm- und Mittelohrentzündungen).
- Pfirsiche fördern die Verschleimung und lösen Stoffwechselstörungen aus.
- Pflaumen vermehren die Gallensäure, was zu Stimmungsschwankungen, Depressionen und Rheuma führen kann.
- Lauch zerstört das Abwehrsystem des Menschen, weil er »*das Blut und alle Säfte in ihr Gegenteil verkehrt*«. Diese vielleicht erstaunliche Zuordnung hat sich in besonderen Fällen durchaus bewahrheitet: Eine Lauchsuppe kann der Auslöser für einen Rheumaschub oder ein Ekzem sein.
- Rohkost. Im Unterschied zu anderen Naturheilverfahren meidet die Hildegard-Küche die Rohkost (Kasten oben). Hildegard weist in diesem Zusammenhang auf die Möglichkeit von Herz-, Leber- und Lungenbeschwerden durch ungekochte Speisen hin sowie auf die schlechte Verdaubarkeit (Kasten unten). Viele Rohköstler leiden unter Durchblutungsstörungen (kalte Hände und Füße, Gedächtnisstörungen) und ständigen Blähungen (Fäulnisgase). Fäulnisgas hat seine Ursache in einer durch Rohkost veränderten Zusammensetzung der Darmbakterien, die zur Ansiedelung von Fäulnisbakterien und Pilzen und schließlich zu einer Schwächung des Immunsystems führt.

> »Daher gerinnen sie im Magen, verhärten sich und werden schimmelig, ... so daß die schlechten Säfte die schädlichen, übelriechenden Darmgase wie ein faulender Düngerhaufen durch den ganzen Körper aussenden.«

- Moderne Früchte und Gemüse. Tomaten, Kartoffeln, Paprika und Auberginen waren Hildegard nicht bekannt, entsprechend gibt es hierzu keine Kommentare. Wegen der psychisch wirksamen Inhaltsstoffe (Alkaloide) dieser Nachtschattengewächse sollte man sie nur sparsam einsetzen. Eine Heilwirkung im Sinne Hildegards wird mit ihnen nicht erreicht.
Ähnliches gilt für Gemüse wie Artischocken oder Kohl sowie für viele Importfrüchte wie Avocados oder Kiwis. Alle diese Lebensmittel sollten von Kranken (vor allem Krebskranken) nicht gegessen werden.

Seelische Risikofaktoren

In ihrem psychotherapeutischen Buch »Heilen mit der Kraft der Seele« beschreibt Hildegard 35 verschiedene Schichten des Unterbewußtseins als Laster- und Tugend-Paare. Jedes Paar besteht aus einem krankmachenden seelischen Risikofaktor (Laster) und einem heilenden seelischen Abwehrprinzip (Tugend).
Mit großer Ausführlichkeit schildert Hildegard die körperlichen Symptome und Krankheiten, die von den seelischen Risikofaktoren ausgelöst werden können. Wenn Krankheiten als Notsignal des Körpers verstanden werden, kann man hinter ihnen die seelischen Ursachen erkennen und den Körper von seinen Belastungen befreien (Hildegard-Psychotherapie, Seite 61). Hildegard beweist mit diesen Ansichten erneut ihre seherischen Fähigkeiten und wird zur Vorreiterin der psychosomatischen Medizin unserer Zeit.
Wut, Zorn, Aufregung und ähnliche Gemütszustände regen die Produktion der von Hildegard vielzitierten Schwarzgalle (Seite 90) in der Leber an. Sie wird ins Blut abgegeben und verursacht eine Verschiebung des pH-Wertes (Seite 89) im Blut von schwach basisch (pH-Wert 7,4) ins Saure (pH-Wert unter 7). Dadurch erstarren die Blutkörperchen, »sie frieren ein« und bewegen sich langsamer durch die Blutgefäße. Die Übersäuerung führt zu Durchblutungsstörungen und zu Sauerstoffmangel in den Organen. Besonders betroffen sind Herzmuskel und Gehirnzellen, die im schlimmsten Fall sogar zerstört werden können.
Die Übersäuerung ist daher Ursache für Herzinfarkt und Schlaganfall. Neueste Studien haben ergeben, daß

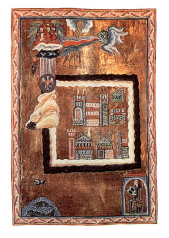

Dank ihren Visionen hat Hildegard die psychosomatische Medizin vorweggenommen.

Herzinfarkt und Schlaganfall meist 1 bis 2 Stunden nach starker seelischer Erregung, Ärger, Wut und Zornesausbrüchen auftreten.

Die Hildegard-Heilkunde

Entsprechend dem ganzheitlichen Konzept des Hildegardschen Weltbildes müssen bei der Behandlung von Krankheiten ebenso wie bei deren Entstehung alle Ebenen des menschlichen Daseins berücksichtigt werden:
- der göttliche Bereich
- der kosmische Bereich
- der körperliche Bereich
- der seelische Bereich

Nur bei Berücksichtigung aller vier Bereiche kann es zu einer umfassenden Heilung kommen.

Hildegards Elementenlehre

Für das Verständnis der Hildegard-Heilkunde ist die Elementenlehre bedeutsam. Sie wurde von vielen berühmten Ärzten der Antike und des Mittelalters (etwa Hippokrates und Paracelsus) vertreten und führt alle Phänomene unserer Welt auf die vier Grundelemente Feuer, Wasser, Luft und Erde zurück. Die magische Zahl 4 findet sich universell, etwa im Bau des Kosmos (aus den vier Lebenselementen), den vier Jahreszeiten, den vier Blutgruppen des Menschen oder den vier Kernbasen im genetischen Code (Seite 89). Hildegard entwickelte aus der Elementenlehre ein eigenes System, das sich deutlich von der Auffassung ihrer Vorgänger unterscheidet. Auf den Menschen angewendet leitete sie von den Elementen vier Eigenschaften ab, die sie als Säfte (Seite 89) oder Phlegmata bezeichnete:
- das trockene Phlegma aus der Wärme des Feuers,
- das feuchte Phlegma aus der Feuchtigkeit der Luft,
- das schaumige Phlegma aus dem wäßrigen Blut,

Nicht nur bei den vier Elementen: Die Zahl 4 findet sich in allen Bereichen der Schöpfung.

»Mir ist es nicht zum Ekel, Wunden zu berühren, die mit Geschwüren bedeckt und ringsum von den Würmern zahlloser Laster angefressen sind... ich schaue nicht an ihnen vorbei, sondern suche sie sanft zu schließen.«

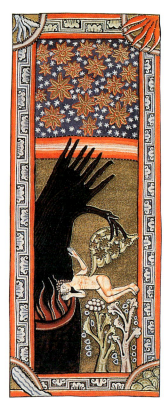

Der Sündenfall: Adam stürzt nach Abbruch seiner Beziehung zu Gott in den Abgrund der Hölle.

- das lauwarme Phlegma aus dem erdhaften Fleisch.

Auf ähnliche Weise abgeleitet unterscheidet sie vier Temperamente und vier charakteristische Männer- und Frauentypen.

Der göttliche Aspekt

Hildegard sieht Krankheiten in besonders engem Zusammenhang mit der Beziehung zu Gott. Ist diese Beziehung zerrissen, kann Krankheit entstehen. Durch den Glauben oder die Rückkehr zu Gott eröffnen sich dem Kranken ungeahnte Chancen und Energien, die eine Wende im Krankheitsverlauf herbeiführen können. Gott findet sich in jedem Heilungsgeschehen (Kasten Seite 11), doch der Mensch muß das Seine dazu tun, Krankheitsursachen zu beseitigen und der Heilung nicht im Wege zu stehen.

Der kosmische Aspekt

Die kosmische Komponente von Krankheiten entsteht nach Hildegard aus der Disharmonie des Menschen mit den vier Elementen, über die der Mensch mit dem Kosmos im Gleichgewicht steht. Die Elemente halten nicht nur die Welt zusammen, sondern auch den menschlichen Körper (Kasten).

Der körperliche Aspekt

Wenn die vier Körpersäfte (Phlegmata, Seite 11) – aus welchen Gründen auch immer – in ein Ungleichgewicht zueinander geraten, entsteht im Körper Schwarzgalle (Gallensäure, Seite 90). Dies führt zu Übersäuerung, schlechter Durchblutung, Sauerstoffmangel und schließlich zur Erkrankung eines Organs. Nur wenn alle Säfte ausgeglichen sind, ist oder wird ein Mensch gesund.

Auch krankmachende Erbanlagen oder die vier Kostitutionen (Sanguiniker, Phlegmatiker, Choleriker und Melancholiker) mit ihren Krankheitsanlagen entstehen nach Hildegard aus dem Ungleichgewicht der vier Körpersäfte. Sie unterschei-

> »Vom Feuer hat er seine Wärme, von der Luft den Atem, vom Wasser das Blut und von der Erde das Fleisch... So erhalten die Elemente, wenn sie geordnet im Menschen wirken, denselben und machen ihn gesund. Halten sie in ihm keine Harmonie, so machen sie ihn krank und töten ihn.«

det 24 Erbanlagen, zu denen neben Depressionen, Krebs, Rheuma – für unser Denken ungewöhnlich – auch die ewige Unzufriedenheit, der Jähzorn oder der gute Charakter gehören. Mit den Methoden der Hildegard-Medizin können diese Schwächen überwunden werden.

Der seelische Aspekt

Seelische Krankheiten entstehen nach Hildegard durch einen Mangel an positiven seelischen Eigenschaften. Dieser Mangel kann durch Konflikte, Probleme, Frustration oder Streß hervorgerufen werden, aber auch durch schlechte Einflüsse aus der Umgebung, die sie »böse Mächte«, »Dämonen« oder »diabolische Einflüsse« nennt. Von der Tiefenpsychologie nach C. G. Jung werden diese Einflüsse in glänzender Weise bestätigt.

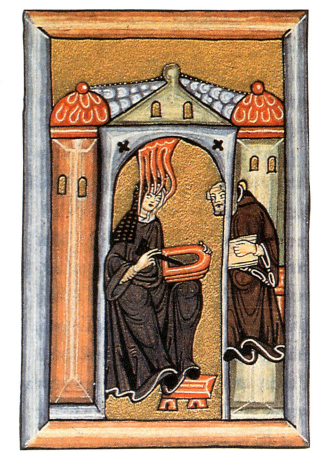

Hildegard bei der Niederschrift ihrer Visionen

Heilmethoden der Schöpfung

Nach Hildegard hält die Schöpfung alle Heilmittel bereit, die für die seelisch-leibliche Genesung nötig sind. Ihre wichtigsten Methoden gleichen in vielen Aspekten der heutigen Naturmedizin:
- Ernährungstherapie: richtige Ernährung mit gesunden Lebensmitteln zur Gesundheitsvorsorge und zur Heilung von Krankheiten (Seite 45).
- Arzneimittelschatz: Rezepte aus Heilpflanzen, die körperlich und seelisch wirksam sind (Seite 52/66).
- Edelstein-Therapie: Nutzung der Schwingungsenergie besonderer Edelsteine (Seite 59) zur Anregung der Selbstheilungskräfte.

Viele Heilmethoden Hildegards finden sich in der modernen Naturmedizin.

• Ausleitungstherapie mit Aderlaß (Seite 63), Schröpfen (Seite 64) und Moxibustion (Hitzebehandlung zur Förderung der Durchblutung, Seite 65).
• Physiotherapie mit Sauna, Bädern und (Nieren-) Massagen am Ulmenholzfeuer (Seite 84).
• Psychotherapie: Mobilisierung der eigenen Heilkräfte durch Glauben, Selbsterkenntnis und Fasten (Seite 61).
• Musiktherapie: emotionale Heilung (Seite 62).

Moderne Erkenntnisse zur Hildegard-Medizin

Mit zunehmender Bekanntheit der Hildegard-Medizin mehren sich auch kritische Stimmen, deren wichtigste Argumente ich Ihnen vorstellen möchte.

Für und wider Hildegard

• Es wird behauptet, Hildegard habe das Klosterwissen und die arabische Medizin ihrer Zeit abgeschrieben.
• Das Fehlen der originalen Schriften Hildegards nehmen einige wenige Medizinhistoriker zum Anlaß festzustellen, daß es aus wissenschaftlicher Sicht keine Hildegard-Medizin gäbe.

Diesen Ansichten steht entgegen:

• Beispielsweise die Verwendung von Galgant bei Herzbeschwerden findet sich in keinem christlichen, arabischen oder chinesischen Arzneimittelbuch, sondern nur bei Hildegard. Kein Kritiker konnte bisher auch nur eine Quelle benennen. Die Beschreibung von damals unbekannten Methoden (Psychotherapie) sowie die völlig neuartige gesamtheitliche Sichtweise lassen an den überlieferten Visionen Hildegards keinen Zweifel.
• Die Originale von Hildegards Schriften wurden 1233 von dem damaligen Prokurator des Rupertsberger Klosters, Pater Kuno, zum Zwecke der (vergeblich angestrebten) Heiligsprechung an Papst Gregor IX. nach Rom geschickt und sind seitdem verschollen. Mehrere Abschriften sind jedoch erhalten: eine Handschrift der »Physica« aus dem 13. Jahrhundert in der Herzog-August-Bibliothek in Wolfenbüttel, eine andere aus dem 15. Jahrhundert in der Nationalbibliothek in

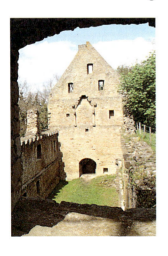

Die Ruine des Klosters am Disibodenberg

Paris, eine weitere in der Bibliothek Royal in Brüssel. Das Buch »Causae et Curae« wurde im letzten Jahrhundert in der Königlichen Bibliothek in Kopenhagen in einer Abschrift aus dem 13. Jahrhundert entdeckt. Außerdem handelt es sich bei den Kritikern durchweg um Personen, die weder eigene praktische Therapie-Erfahrung vorweisen können, noch jemals eine Heilung mit Hildegard-Mitteln erlebt haben.

Kritiker ohne praktische Erfahrung

Die Wiederentdeckung des Dinkels

Die Worte Hildegards über den Dinkel (Seite 45) weisen dieser Getreideart eine besondere Heilwirkung zu. Deshalb wurde an der Universität Hohenheim der Dinkel wissenschaftlich untersucht.
- Dinkel enthält hochwertige, lebensnotwendige Eiweiße (12 bis 20%),
- ist reich an komplexen Kohlenhydraten (bis zu 75%) mit wertvollen Ballast- und Faserstoffen,
- enthält alle Mineralien und Spurenelemente, die für Knochen, Gelenke und als Elektrolyte notwendig sind.
- Hochwertige Fette mit wertvollen ungesättigten Fettsäuren sowie fettlöslichen Vitaminen (A und E) im Dinkelkeim wirken als Radikalfänger (Seite 89).
- Dinkel ist reich an den wasserlöslichen Vitaminen B1, B2, B6 und sorgt im Darm für die Produktion aller lebensnotwendigen Vitamine und vitaminähnlichen Substanzen, zum Beispiel der Folsäure.
- Im Dinkel befinden sich zahlreiche weitere lebensnotwendige Vitalstoffe, zum Beispiel das Thiocyanat, ein Wirkstoff mit wachstumsfördernden, entzündungshemmenden, immunstimulierenden, anti-allergischen und tumorhemmenden Eigenschaften.

Gestützt auf die Aussagen Hildegards wurde bereits vor 30 Jahren damit begonnen, Dinkel als Basisdiät (Seite 58) bei verschiedenen Krankheiten einzusetzen. Die klinischen Beobachtungen an mehr als 10.000 Patienten über einen Zeitraum von 30 Jahren ergaben einen überzeugenden Beweis für die Wirksamkeit der Dinkel-Kuren und damit der von Hildegard empfohlenen Rezepte. Bis heute haben sich keine Dinkel-Unverträglichkeiten oder -Allergien ergeben, ein besonders wichtiger Vorteil zum Weizen, von dem die Gluten-Allergie (Zöliakie/Sprue) bekannt ist.

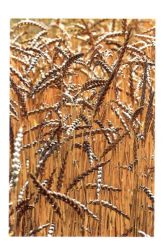

Hildegards Wertschätzung des Dinkels – durch die Wissenschaft bestätigt

Keine Allergien oder Unverträglichkeiten bekannt

Beschwerden und ihre Behandlung

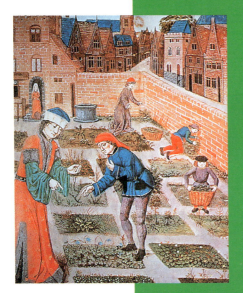

Hildegard ordnet in ihren Werken zur Heilkunde alle Erkrankungen in ein Schema, in das sich auch moderne Krankheiten problemlos einordnen lassen. Für die Diagnose braucht ein Hildegard-Arzt deshalb keinen großen technischen Aufwand.
Auch Sie selbst können Alltagsbeschwerden auf Basis der Symptome selbst behandeln. Bei der richtigen Auswahl aus den 2000 von Hildegard beschriebenen Mitteln kann Ihnen das folgende Beschwerden-ABC helfen.

Foto: Arzt beim Auswählen von Heilkräutern

Grenzen der Selbstbehandlung

Die folgend empfohlenen Heilmittel und Methoden wurden in den letzten 30 Jahren in den Praxen von Dr. Hertzka und mir erprobt. Mit ihnen ist eine Selbstmedikation sinnvoll, wirksam und unbedenklich. Wenn Sie sich jedoch unsicher fühlen oder Ihre Beschwerden nicht innerhalb von 4 Wochen nach Beginn der Selbstbehandlung besser werden oder verschwinden, sollten Sie einen Arzt oder Heilpraktiker aufsuchen. In allen akuten Notfallsituationen, bei Durchfallerkrankungen mit Blut und Schleim sowie bei Infektionskrankheiten mit hohem Fieber müssen Sie sofort einen Arzt zu Rate ziehen. Die angegebenen Mittel können auch begleitend zur ärztlichen Behandlung eingenommen werden. Informieren Sie Ihren Arzt!

Bitte berücksichtigen Sie die Hinweise zum Arztbesuch bei den Beschwerdebildern

Beschwerden von A bis Z

So wird's gemacht: Vergleichen Sie Ihre Beschwerden mit den bei jedem Beschwerdebild beschriebenen Symptomen. Nur bei Übereinstimmung sollten Sie die empfohlenen Heilmittel einsetzen. Die Seitenverweise führen Sie jeweils zu einer genauen Beschreibung der Heilmethode oder einem Rezept.

Abszeß
Eiteransammlungen unter der Haut. Der Entzündungsherd ist hart, gerötet und schmerzhaft.
• Eisenkraut-Kompresse (Seite 83).

Abwehrschwäche
Frühwarnsignale: Herzbeschwerden ohne organischen Befund, Magen-Darm-Beschwerden, Aufstoßen, Schluckauf, Sodbrennen, kolikartige Bauchschmerzen, rheumatoide Schmerzen, Erkältungsanfälligkeit.
• Wasserlinsen-Elixier (Seite 78).

Akne
Verstopfung der Hauttalgdrüsen durch Talg, oft mit zentralem schwarzem Fleck, dem Mitesser.
• Melaleukaöl (Seite 80).

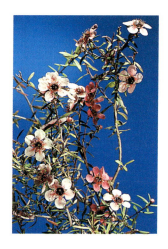

Aus den Blüten des Teebaumes wird das Melaleukaöl hergestellt.

Beschwerden und ihre Behandlung

Sofort zum Arzt ■

Asthma
Erstickungsanfälle mit Atemnot.
• Hirschzungen-Elixier (Seite 72).

Augenbrennen
Rötung der Bindehaut.
• Einfache Rebtropfen (Seite 79).

Zum Augenarzt ■
• *Bei plötzlichem Nachlassen der Sehkraft*
• *Bei Doppelbildern*

Augenschwäche
a) Nervös oder durch Überanstrengung bedingter Verlust der Sehfähigkeit in der Nähe und der Ferne ohne organischen Befund; b) altersbedingte Augenlinsentrübung, grauer Star (Katarrakt).
• a) Wermut-Trank (Seite 78); b) Wiesengrün-Wasser-Behandlung (Seite 86), Goldtopas-Wein (Seite 60).

Zum Arzt ■
• *Bei eitrigem Ausfluß*

Ausfluß (Fluor albus)
Ausfließendes Scheidensekret (im Slip sichtbar), meist ohne krankhafte Bedeutung.
• Wermut-Trank (Seite 78), Rainfarnpulver (Seite 76).

Sofort zum Arzt ■
• *Bei gelbem eitrigem oder blutigem Auswurf*

Auswurf (Sputum)
Schleim aus Nase, Rachen, Bronchien, Lunge; vor allem bei Katarrhen der Atmungsorgane.
• Rainfarnpulver (Seite 76).

Bindegewebszyste
Einlagerungen im Bindegewebe. Knotige Einlagerungen in Haut und Brust ärztlich überwachen lassen.
• Fasten (Seite 58), anschließend: Diät mit Dinkel (Seite 69), Obst und Gemüse. Generell: Einschränkung von tierischem Eiweiß und Fett
• Wasserlinsen-Elixier (Seite 78), Einreiben mit Veilchencreme (Seite 81), Amethyst (Seite 59)
• Aderlaß (Seite 63)
• Hildegard-Psychotherapie (Seite 61).

Blähungen
Verdauungsstörung als Folge von gestörter Darmflora.
• Darmsanierung (Seite 20)
• Galgant (Seite 71)
• Rainfarnsuppe (Seite 77)
• Tannencreme (Seite 81).

Bluterguß
→ Hämatom (Seite 23)

Bluthochdruck
Werte über 120/80 mm Hg als Folge von Hormonstörungen der Nebenniere, Arteriosklerose oder seelischer Belastung.
• Fasten (Seite 58)
• Wermut-Trank (Seite 78)
• Kleine Herzkur: 1 Tablette Galgant (Seite 71), danach 1 Likörglas Petersilien-Honig-Trank (Seite 76), eventuell verstärkt mit 30 Tropfen Crataegutt forte (homöopathische Weißdorntropfen, aus der Apotheke)
• Aderlaß (Seite 63), Nierenmassage (Seite 84)
• Bei Kopfschmerz: Tannencreme (Seite 81).

■ **Zum Arzt**

Brechreiz
Natürliche Entgiftungsreaktion des Körpers auf chemische Arzneimittel, Giftstoffe in Lebensmitteln oder als Reaktion auf Fremdeiweiß bei Schwangerschaft.
• Bibernell-Mischpulver (Seite 68).

Bronchitis
Auswurf, Rasseln, Pfeifen mit Hustenreiz und Atemnot wegen Schleimhautentzündung infolge Erkältung.
• Wermutöl (Seite 82)
• chronischen: Hirschzungen-Elixier (Seite 72).

■ **Zum Arzt**

• *Bei Fieber und eitrigem Auswurf*

Brustdrüsen-Entzündung (Mastitis)
Schmerzhafte, aber gutartige zystische Entzündung der Brust infolge Hormonregulationsstörungen.
• Eisenkraut-Kompresse (Seite 83), Veilchencreme (Seite 81 und Foto Seite 20).

■ **Zum Arzt**

• *Stillende Mütter*
• *Bei Spannungsgefühl*
• *Bei Schmerzen und Fieber*

Colitis (Dickdarmentzündung)
Dickdarmentzündung mit kolikartigen Bauchschmerzen und häufiger fetthaltiger und blutiger Stuhlentleerung. Folge von seelischer Überbelastung.
• Fasten (Seite 58)
• Anschließend: Dinkel-Diät (Seite 57)
• Mutterkümmel-Ei-Granulat (Seite 75)
• Aderlaß (Seite 63)
• Hildegard-Psychotherapie (Seite 61).

■ **Zum Arzt**

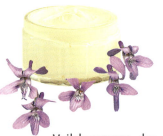

Veilchencreme, das vielseitige »Wundermittel«, läßt sich bei vielen Erkrankungen einsetzen.

Darmreinigung, Darmsanierung
Bei Verdauungsstörungen, Blähungen, Wechsel von Durchfall und Verstopfung, geschädigter Darmflora durch Medikamente, Küchengifte.
• Ansiedelung physiologischer, körpereigener Darmbakterien (muß vom Arzt oder Heilpraktiker unter mikrobiologischer Kontrolle durchgeführt werden)
• Dinkelkost (Seite 69)
• Bärwurzbirnhonig (Seite 68), Flohsamen (Seite 71), Wermut-Trank (Seite 78).

Darmschleimhautentzündung
→ Colitis (Seite 19)

Depression
Stimmungstief durch Fehlernährung und seelische Ursachen.
• Bei Nahrungsmitteldepression: Fasten (Seite 58), Aronstabwurzel-Wein (Seite 68), Hildegard-Psychotherapie (Seite 61), Dinkeldiät (Seite 57)
• Bei seelischen Ursachen: Antimelancholika wie Dinkel (Seite 69), Flohsamen (Seite 71), Fenchel (Seite 47/71), Muskat-Zimt-Nelken-Kekse (Seite 74), gelöschter Wein (Seite 37), Aronstabwurzel-Wein (Seite 68) gegen die akute Stimmungslage; langfristig: Hildegard-Psychotherapie (Adressen, Seite 90).

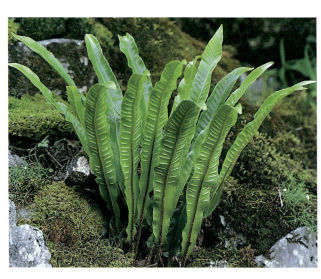

Hirschzungenfarn regt den Stoffwechsel an.

Diabetes
Stoffwechselerkrankung mit Anstieg des Blutzuckers.
Alarmzeichen: Durst, Harndrang, Gewichtsverlust,
Schwäche, schlecht heilende Wunden.
- Fasten (Seite 58)
- Anschließend: Dinkelkost (Seite 69)
- Hirschzungen-Elixier (Seite 72)
- Aderlaß (Seite 63).

■ **Zum Arzt**

Durchblutungsstörung
Altersbedingt Kribbeln und Krämpfe in Händen und
Beinen; Thrombose, Emboliegefahr und Gangrän
(sichtbarer Gewebsuntergang der Zehen) infolge von
Arteriosklerose; unregelmäßiges Hinken, Schaufenster-
Krankheit, Nacht- und Ruheschmerz der Beine.
- Dinkeldiät (Seite 58)
- Galgant (Seite 71), Edelkastanien (Seite 69)
- Aderlaß (Seite 63), Dachsfell (Seite 82)
- Absolutes Rauchverbot, viel Bewegung.

■ **Zum Arzt**

Durchfall
Dünnflüssige und häufige Entleerung des Darms durch
Küchengifte, Lebensmittelvergiftung, Krankheitserre-
ger, Angst, Aufregung oder Rohkost.
- Mutterkümmel-Ei-Granulat (Seite 75).

Dysmenorrhoe (Periodenschmerzen)
Scharfe, intensive Schmerzen (über 1 bis 3 Tage)
durch Krämpfe der Gebärmutter ausgelöst.
- Fleisch, fetten Käse, Eier und Milchprodukte redu-
zieren
- Galgantwurzel-Wein (Seite 72).

Eiterung
Natürliche Abwehrmaßnahme des Körpers gegen
Bakterien, Giftstoffe oder Fremdstoffe, die sich als
Furunkel oder Abszesse nach außen entleeren.
- Eisenkraut-Kompresse (Seite 83).

Eisenkraut hilft gegen Entzündungen.

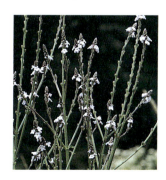

Ekzem
Allergisch bedingte Hautveränderungen, die jucken,
nässen, eitern, Schuppen, Blasen oder Schrunden
bilden.

- Flohsamen-Wein (Seite 71), Rote-Bete-Salat mit Dinkelmehlsoße und Quendel (Seite 76)
- Maulbeerblätter-Kompressen und -Bäder (Seite 84)
- Bei nässenden Ekzemen: Leinsamen-Kompressen (Seite 84).

Energielosigkeit
Kennzeichen: chronische Müdigkeit, häufige Heiserkeit und Muskelschmerzen, Lymphdrüsenschwellung, Verdauungsstörungen, Pilzbefall, Kopfschmerzen, Konzentrationsstörungen und Depressionen.
- Fasten (Seite 58), danach Dinkel, Obst und Gemüse
- Wasserlinsen-Elixier (Seite 78), Muskat-Zimt-Nelken-Kekse (Seite 74), Aderlaß (Seite 63).

Erkältung
Häufig wiederkehrende Virusinfektionen infolge von Immunschwäche.
- Andorn-Kräutermischung (Seite 67)
- Zur Vorbeugung: Wermut-Trank (Seite 78)
- Bei Kopfschmerz: Edelpelargonien-Pulver (Seite 70)
- Im chronischen Fall: Wasserlinsen-Elixier (Seite 78).

Zum Arzt ■

Facialislähmung
Gesichtslähmung nach Ausfall des Gesichtsnerven infolge chronischer Entzündungen der Nebenhöhlen
- Jaspisscheibe (Seite 60)
- Bei Kopfschmerz: Rosen-Olivenöl (Seite 80).

Fieber
Heilende Abwehrreaktion des Körpers gegen Bakterien, Viren oder Gifte. Fieber als Symptom nicht unterdrücken. Kinder bekommen dank ihrer Lebenskraft oft und leicht Heilfieber.
- Himbeerwasser mit Galgant (Seite 71), Akelei-Urtinktur (Seite 67), Meisterwurz-Wein (Seite 74).

Fisteln
→ Abszesse (Seite 17)

Flecken im Gesicht
Altersflecken, Pigmentstörungen
- Amethyst (Seite 59), Veilchencreme (Seite 81).

Furunkel
Akut eitrige Infektion einer Haarwurzeldrüse, meistens mit Staphylokokken.
• Eisenkraut-Kompresse (Seite 83).

■ **Zum Arzt**

• *falls nach einer Woche nicht offen und entleert.*

Gastritis (Magenschleimhautentzündung)
Schleimhautentzündung des Magens durch vermehrte Gallensäurenbildung.
• Dinkeldiät (Seite 58)
• Muskatellersalbei-Trank (Seite 74)
• Fencheltabletten (Seite 71)
• Alkohol- und Rauchverbot
• Bei Infektion mit dem Erreger Helicobacter pylori: Fenchel-Galgant-Tabletten (Seite 71) und hochdosiertes natürliches Vitamin C (Acerola-Taler).

Gehirnerschütterung
nach Unfall mit Übelkeit und Erbrechen sowie ungleichmäßigen Pupillen-Öffnungen (links-rechts-Vergleich)
• Bei Kopfschmerz: Hirschzungenfarn-Pulver (Seite 72).

■ **Zum Arzt**

Grippe
Fiebrige Infektion mit Muskelschmerzen, Husten, Schnupfen, Heiserkeit, leichtem Fieber, Zerschlagenheitsgefühl, Schweißausbrüchen, Kopfschmerzen. Sofort ins Bett und eine Woche auskurieren, um Spätfolgen zu verhüten.
• Wermutöl (Seite 82)
• Bei Kopfschmerz: Edelpelargonien-Pulver (Seite 70)
• Bei Fieber: Galgant in Himbeerwasser (Seite 71)
• Zur Vorbeugung: Wermut-Trank (Seite 78), Goldkur (Seite 72).

Halsweh
Heiserkeit, Husten durch Virusinfektionen infolge von Abwehrschwäche.
• Andorn-Kräutermischung (Seite 67).

Hämatom
Bluterguß infolge von Schlag oder Unfall.
• Amethyst (Seite 59), Veilchencreme (Seite 81).

Hautausschlag
→ Ekzem (Seite 21)

Hautgeschwür
→ Abszeß, Furunkel (Seite 17, 23)

Hautinfektion
Ausschlag und Pustelbildung durch Bakterien, Viren oder Pilze.
• Eisenkraut-Kompressen (Seite 83).

Sofort zum Arzt
• *Bei eiteriger Entzündung*

Hautpilz
Juckreiz und Ekzeme durch chronische Hefepilzinfektion des Darmes oder Übertragung im Schwimmbad.
• Melaleukaöl (Seite 80).

Hautverbrennung
→ Verbrennung (Seite 41)

Heiserkeit
• Königskerzen-Fenchel-Wein (Seite 73).

Herdbeseitigung
Vereiterte Zähne, Narbenschmerzen
• Wermut-Eisenkraut-Wein (Seite 78), Veilchencreme (Seite 81).

Herpes zoster
Bläschenbildung und Juckreiz an Lippen, Geschlechtsteilen, Gürtellinie oder im Kopfbereich durch Virusinfektion.
• Galgantwurzel-Wein (Seite 72).

Herzschwäche (Herzinsuffizienz)
Atemnot, Schwindel, Kreislaufschwäche, Herzschmerzen, Wassereinlagerungen in den Knöcheln (Ödeme) durch schlecht auskurierte

Von dem in China und Ostindien heimischen Galgant wird nur die Wurzel verwendet.

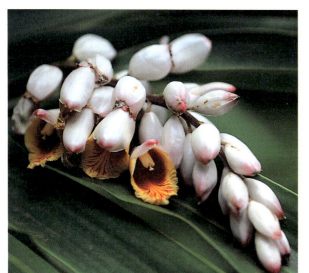

Virusinfektionen, Ernährungsfehler (Küchengifte und Rohkost), Bewegungsmangel oder seelische Schwächezustände.
- Galgant (Seite 71), Edelpelargonien-Mischpulver (Seite 70), Petersilien-Honig-Trank (Seite 76)
- Hildegard-Psychotherapie (Seite 61)

Heuschnupfen
Niesreiz, Juckreiz, Augenbrennen, Nasensekret und Asthma-artige Erstickungsanfälle durch Überempfindlichkeit auf pflanzliche Eiweißstoffe (Pollen).
- Dinkel-Obst-Gemüse-Kost (Seite 45 bis 52)
- Hirschzungen-Elixier (Seite 72), Fenchel-Dill-Kräuter (Seite 70)
- Jaspis-Olive (Seite 60), Schröpfen (Seite 64).

Hitzewallungen
Pötzliche Hitzeschübe, Nachtschweiß und Schweißausbrüche durch Infektionskrankheiten oder Hormonregulationsstörungen im Klimakterium.
- Hildegard-Fasten (Seite 58)
- Weinraute (Seite 78)
- Aderlaß (Seite 63).

Husten
Einfacher Husten, Hustenreiz. → Pseudokrupp (Seite 35), → Keuchhusten (Seite 26)
- Edelpelargonien-Mischpulver (Seite 70), Andorn-Kräutermischung (Seite 67), Rainfarnpulver (Seite 76)
- Bei Schmerzen: Wermutöl (Seite 82)
- Bei Kleinkindern: Wermutöl (Seite 82)
- Wenn besonders hartnäckig: Meerrettich-Galgant-Mischung (Seite 74).

Insektenstich
Brennende Stichstelle mit Hautrötung.
- Wegerichsaft-Urtinktur (Seite 86)
- Ebenso erfolgreich: einen Achatstein anfeuchten und über die Einstichstelle streichen
- Bei Allergie: Galgant-Tablette (Seite 71) einnehmen, gegebenenfalls nach 5 Minuten nochmals, um die allergischen Reaktionen (Herzklopfen, Herzrasen, anaphylaktischen Schock) zu vermeiden.

■ **Zum Arzt**

Wenn die Beschwerden nach einer Viertelstunde nicht nachlassen: Notarzt!

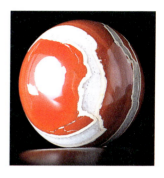

Jaspis-Olive

■ **Zum Arzt**

- *Bei chronischem Husten*

Juckreiz
Bei Allergien oder Verdauungsstörungen. Meist eine Entgiftung über die Haut, bei der juckreizauslösende Gallensäure ausgeschieden wird.
- Speisemohn (Seite 77)
- Leinsamen-Kompressen (Seite 84)
- Bei Allergien: Flohsamen-Wein (Seite 71).

Katarrh
Erkältungsanfälligkeit durch Abwehrschwäche
- Edelpelargonien-Mischpulver (Seite 70), Andorn-Kräutermischung (Seite 67), Rainfarnpulver (Seite 76)
- Zur Vorbeugung: Wermut-Kur (Seite 78), Goldkur (Seite 72)
- Bei Schwerhörigkeit: Jaspis-Ohrolive (Seite 60).

Zum Arzt ■
- *Bei chronischer Kehlkopfentzündung*

Kehlkopfentzündung
Schmerzen, Heiserkeit, Fieber, ständiges Überschnappen der Stimme, verursacht durch Virusinfektionen, Luftverschmutzung, Tabakrauch.
- Königskerzen-Fenchel-Wein (Seite 73), Wasserlinsen-Elixier (Seite 78), Andorn-Rahmsuppe (Seite 67).

Zum Arzt ■

Keuchhusten (trocken)
Krampfartige Hustenanfälle durch Infektion mit Haemophilus pertussis.
- Pflaumenkern-Kur (Seite 76), Rainfarnpulver (Seite 76).

Klimakterische Beschwerden
Schweißausbrüche (auch nachts), Hitzewallungen, Stimmungsschwankungen, Lustlosigkeit, trockene faltige Haut, trockene Vaginalschleimhaut durch chronischen Streß, der sich über viele Lebensjahre aufgebaut hat. Dadurch sind die Nebennieren hormonell »erschöpft« (Östrogenmangel).
- Hildegard-Fasten (Seite 58)
- Aronstabwurzel-Wein (Seite 68).

TIP
Trockene Vaginalschleimhaut beim Sexualverkehr mit Olivenöl einölen.

Kopfschmerzen
Kopfschmerzen können viele Ursachen haben: Nebenwirkung chemischer Arzneimittel, Küchengifte (Seite 9), Aufregung, Ärger, Sorge und Streß sowie

Virusinfektionen. Die Anfälle beginnen meist nach dem Streß, vorzugsweise am Wochenende oder in den Ferien.
• Bei Diätfehlern: Salbei-Butter-Salbe (Seite 81)
• Bei Grippe oder Erkältung: Edelpelargonien-Mischpulver (Seite 70)
• Bei Konzentrationsschwäche: süße Mandelkerne (Seite 52)
• Bei Durchblutungsstörungen: Edelkastanien (Seite 69)
• Bei Stirnhöhlenentzündung, Neuralgien, Nebenhöhlenentzündungen: Veilchencreme (Seite 81).
• Als Folge von Ohrenbeschwerden oder Nasennebenhöhlen-Entzündungen: Ölige Rebtropfen (Seite 80)
• Bei Facialislähmung (Seite 22), Verspannungen der Halswirbelsäule, Kopfschmerzen durch Verkalkung: Rosen-Olivenöl (Seite 80).
• Bei Unfallfolgen, Gehirnerschütterung, posttraumatischen Zuständen: Hirschzungenfarn-Pulver (Seite 72)
• Bei Migräne, halbseitigen Kopfschmerzen mit Übelkeit, Erbrechen und Sehstörungen: Darmsanierung (Seite 20) und Bärwurzbirnhonig (Seite 68)
• Bei Migräne durch Leber-, Milz-, Magen- oder Darm-Leiden: Darmsanierung (Seite 20) und Apfelknospenöl (Seite 79).

■ **Zum Arzt**

Konzentrationsschwäche
Folge von geschwächtem Abwehrsystem, Fehlernährung, seelischen und körperlichen Schwächezuständen.
• Wasserlinsen-Elixier (Seite 78), Muskat-Zimt-Nelken-Kekse (Seite 74), süße Mandelkerne (Seite 52).

Krätze (Skabies)
Juckende Hautkrankheit, die von auf der Haut lebenden Krätzmilben hervorgerufen wird.
• Pulver der wilden Minze (Seite 87)
• Maulbeerblätter (Seite 84).

Kurzatmigkeit
Sauerstoffmangel infolge von Herzinsuffizienz.
• Galgant (Seite 71), Petersilien-Honig-Trank (Seite 76), Meerrettich-Galgant-Mischung (Seite 74).

■ **Zum Arzt**

Lebensmittelallergie
Juckreiz, Hitzegefühl, Kribbeln in der Nase durch Allergie auf Milcheiweiß, Eigelb, Weizen und Soja sowie belastete Lebensmittel.
• Darmsanierung (Seite 20)
• Dinkelkost (Seite 69).

Sofort zum Arzt ■ ### Lungenentzündung (Pneumonie)
Fieber, Schüttelfrost, Schweißausbrüche, Kopfschmerzen, Erbrechen durch Infektion mit Bakterien, Viren oder durch Pilzinfektion des Lungengewebes.
• Drei-Tage-Fieberdiät (Seite 57)
• Meisterwurz-Wein (Seite 74).

Zum Arzt ■ ### Lymphknotenschwellung
Natürliche Schwellung der Lymphknoten zum Zwecke der Entgiftung von Infektions- und Eiterherden.
• Wasserlinsen-Elixier (Seite 78)
• Veilchencreme (Seite 81)
• Aderlaß (Seite 63)
• Bei Infektion: Eisenkraut-Kompresse (Seite 83).

Zum Arzt ■ ### Magen- und Darm-Geschwüre
Sodbrennen, Aufstoßen, Schmerzen beim Essen (Magengeschwür) oder im nüchternen Zustand (Zwölffingerdarmgeschwür) durch geschwürhafte Veränderung der Magen-Darmschleimhaut. Ursachen: Nikotin, Alkohol, chemische Arzneimittel und Streß.
• Fencheltabletten (Seite 71)
• Muskatellersalbei-Trank (Seite 74)
• Dinkel-Habermus mit Edelkastanien, Süßholz und Engelsüß (Seite 69).

Magenentzündung
→ Gastritis (Seite 23)

Magengeschwür
Sofort Schmerzen beim Essen (im Gegensatz zum Zwölffingerdarmgeschwür mit Nüchternschmerz, der durch Essen vergeht).
• Fencheltabletten (Seite 71)
• Fenchel-Galgant-Tabletten.

Masern
Sehr ansteckende Virusinfektion, Übertragung durch Tröpfchen. Charakteristischer Masern-Hautausschlag mit kleinen roten Flecken, eventuell Komplikation mit Herzschwäche, Hirnhautentzündung und TBC (zum Arzt!). Wegen Ansteckungsgefahr Isolation und strenge Bettruhe. Masernviren reagieren nicht auf chemische Medikamente, daher Immunstimulation durch Hildegard-Heilmittel.
- Drei-Tage-Fieberdiät (Seite 57)
- Galgant (Seite 71)
- Meisterwurz-Wein (Seite 74)
- Akelei-Urtinktur (Seite 67)

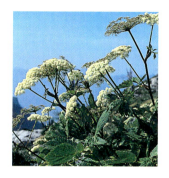

Meisterwurz – in Wein gelöst – ist ein hervorragendes Fiebermittel.

Mastopathie
Brustschwellung mit Spannungsgefühl durch Stauung von Brustdrüsensekret zur Zeit der Menstruation. Auf Druck auch schmerzhafte Knoten, die nach der Monatsblutung innerhalb von einer Woche wieder verschwinden.
- Hirschzungen-Elixier (Seite 72)
- Veilchencreme (Seite 81)
- Aderlaß (Seite 63).

■ **Sofort zum Arzt**
- *Wenn Knoten nicht nach einer Woche verschwinden*

Migräne
→ Kopfschmerzen (Seite 26)

Mittelohrentzündung
Hohes Fieber, bohrende Schmerzen durch Entzündung der Schleimhäute des Mittelohrs infolge Tubenkatarrh oder eitriger Mittelohrentzündung.
- Dinkelkost (Seite 69)
- Obst und Gemüse (Seite 45)
- Ölige Rebtropfen (Seite 80).

■ **Sofort zum Arzt**

Morbus Crohn (Entzündung des Dünndarms)
Schmerzen, Fieber, Durchfall und Gewichtsverlust durch ständig wiederkehrende Entzündung des Dünndarms. Seelische Ursachen oder Arzneimittelvergiftung mit Zerstörung der Darmflora.
- Durchfalldiät nach Dr. Hertzka (Seite 56)
- Darmsanierung (Seite 20)
- Mutterkümmel-Ei-Granulat (Seite 75).

■ **Zum Arzt**

Mumps
Sehr ansteckende Virusinfektion mit hohem Fieber, Entzündung der Ohrspeicheldrüse und Schwellung der Lymphknoten unterhalb der Ohrläppchen. Komplikationen bei Männern: Hodenatrophie (Schrumpfung der Hoden), Unfruchtbarkeit.
- Strenge Bettruhe
- Galgant-Himbeerwasser (Seite 71), Wasserlinsen-Elixier (Seite 78), Akelei-Urtinktur (Seite 67).

Mund- und Körpergeruch
Durch Verdauungsstörung produzierte Fäulnisgase gelangen über das Blut in Lunge und Haut. Sie werden dort ausgeatmet beziehungsweise ausgedünstet.
- Fenchel-Tabletten, Fenchelsamen (Seite 71), Salbeiwein (Seite 77)
- Darmsanierung (Seite 20).

Myom
Gutartiger Tumor ohne Beschwerden, der um die Gebärmutter oder in ihr wächst. Folge hormonhaltiger Arzneimittel oder der Spirale, von Hormonumstellung im Klimakterium, Sorgen, Kummer, Streß, ungesunder Lebensweise, schlechter Ernährung sowie schlechter Abwehrlage.
- Umstellung der Ernährung auf Dinkel (Seite 69), Obst und Gemüse; Vermeiden von Küchengiften (Seite 9) und Rohkost, von zuviel Fleisch, fettem Käse und Milchprodukten
- Wasserlinsen-Elixier (Seite 78)
- den Unterleib mit Veilchencreme (Seite 81) einmassieren, Hormonregulation durch Aderlaß (Seite 63).

Zum Arzt

Nachtschweiß
Zeichen einer schweren Krankheit oder von Hormonstörungen.
- Fenchel-Mischpulver (Sivesan, Seite 70), Weinraute (Seite 78), Salbei-Wein (Seite 77).

Nagelbettmykose (Pilzbefall)
Durch Pilzinfektion deformierte Finger- und Zehennägel.
- Melaleukaöl (Seite 80).

Nagelbettvereiterung (Panaritium)
Infektion des Nagelbettes mit klopfenden Schmerzen. Kann Blutvergiftung auslösen.
• Eisenkraut-Kompresse (Seite 83).

■ **Sofort zum Arzt**

Narbenbehandlung nach Operationen
Jede Narbe ist ein Störfeld, das die Energieströme des Nervensystems unterbricht.
• Veilchencreme (Seite 81).

Nebenhöhlen-Entzündung (Sinusitis)
Entzündung der Nasenschleimhaut infolge Eiweißallergie oder Infektion. Bei chronischem Verlauf ist Zystenbildung möglich.
• Andorn-Kräutermischung (Seite 67 und Foto Seite 32)
• Fenchel-Dill-Räucherung (Seite 70)
• Bei Kopfschmerz: Veilchencreme (Seite 81)
• Chronisch: Rainfarnpulver (Seite 76).

■ **Zum Arzt**

Nervenschwäche (Neurasthenie)
Appetitverlust, Konzentrationsmangel bis zum Zusammenbruch, Stimmungsschwankungen, Organstörungen, Kopfschmerzen und sexuelle Störungen durch Degeneration des Nervensystems. Ursachen: Entzündungen, Virusinfektionen, Toxine (Seite 90), chemische Arzneimittel, Alkohol, Nikotin, aber auch seelische und körperliche Überbelastung.
• Hildegard-Fasten (Seite 58)
• Anschließend Dinkelkost (Seite 69), Aronstabwurzel-Wein (Seite 68), Appetitanregung mit Galgant (Seite 71), Pfeffer und Ingwer (Seite 53)
• Zypressenbad (Seite 87)
• Guter Schlaf, Bewegung in Waldluft.

Neuralgie (Facialis- und Trigeminus-Neuralgie, Ischialgie)
Neuralgie: Erkrankung der Nebenhöhlen, Augen und Ohren mit unerträglichen Schmerzen. Ischialgie: in die Beine bis zu den Zehen einschießende Schmerzen durch verschobene Bandscheiben oder Wirbelkörper, die auf den Ischiasnerv drücken.
• Galgantwurzel-Wein (Seite 72), Kalbsfußbrühe (Seite 73)

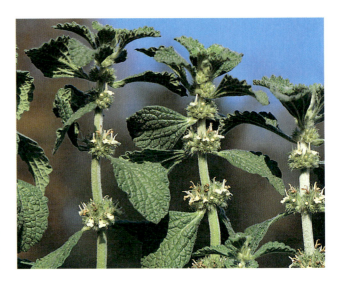

Die Blätter des Andorn enthalten ein öliges Salz von großer Heilkraft.

• Weizen-Packung (Seite 86), Wermutöl (Seite 82), Ölige Rebtropfen (Seite 80), Rosen-Olivenöl (Seite 80)
• Jaspisscheibe (Seite 60)
• Bei Kopfschmerz: Veilchencreme (Seite 81).

Nervöse Magen-Darm-Leiden
Belegte schmutziggelbe Zunge, pappiger Mundgeschmack, übler Mundgeruch, Magenverstimmung, Magenkrämpfe und nervöse Verdauungsstörungen durch seelische Probleme oder Streß. Oft sind auch Herdinfekte (Seite 89) von chronisch entzündeten Mandeln, Zähnen, Nebenhöhlen oder etwa der Gallenblase verantwortlich.
• Herdbeseitigung durch Aderlaß (Seite 63)
• Dinkelkost (Seite 69)
• Darmsanierung (Seite 20)
• Tannencreme (Seite 81)
• Viel Bewegung
• Psychotherapie (Seite 61).

Neurodermitis
Allergische Erkrankung mit trockenen Hautflecken um Armbeugen, Achselhöhlen, Kniekehlen, Leistengegend, hinter den Ohren mit starkem Juckreiz.
• Dinkelkur (Seite 57) bis zu 6 Monaten. Alle Küchengifte (Seite 9) weglassen. Milchprodukte sind nur

anfangs kritisch und zu meiden.
• Gegen Juckreiz: Speisemohn (Seite 77) und Leinsamen-Kompressen (Seite 84).

Nierenschwäche
Strohfarbene Gesichtsfarbe, Wasseransammlung in den Beinen, wäßriger und farbloser Urin, Eiweiß und Blut im Urin, Sehstörungen, chronische Herzschwäche, Urämie oder Bluthochdruck; immer auch Beeinträchtigung der Augen (Zum Arzt!).
Ursachen: mangelhafte Durchblutung oder chronische Nierenentzündung.
• Dinkelgrießsuppe
• Herdbeseitigung durch Aderlaß (Seite 63)
• Dachsfell (Seite 82)
• Rautensalbe zur Nierenmassage (Seite 84).

Ohrenschmerz
Pochende Schmerzen durch Nasen-Nebenhöhlen-Entzündungen (Mittelohr und Rachenraum sind durch die Eustachische Röhre miteinander verbunden).
• Ölige Rebtropfen (Seite 80). Dieses Mittel hilft sogar bei beginnendem Tinnitus.

Ohrgeräusche (Tinnitus)
Klingen, Sausen, Rauschen in Ohren und Kopf infolge Durchblutungsstörungen im Innenohr.
Ursachen: Fehlernährung, Medikamente, Probleme der Halswirbelsäule, Lärmstreß (wie Disco-Musik) oder Bluthochdruck. Gleichzeitig immer Stoffwechselstörungen.
• Dinkelkost (Seite 69)
• Galgant (Seite 71)
• Schröpfen (Seite 64)
• Aderlaß (Seite 63)
• Hildegard-Musik (Seite 62)
• Bei Schwerhörigkeit: Jaspis-Ohrolive (Seite 60).

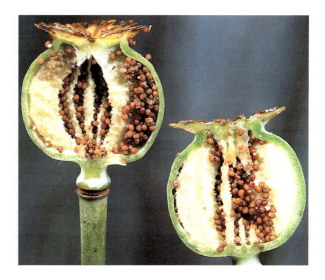

In Kapseln verpackt entwickeln sich die Samen des Speisemohns.

■ **Zum Arzt**

• *Wenn die Schmerzen durch die Behandlung mit öligen Rebtropfen nicht sofort verschwinden.*

■ **Zum Arzt**

Operationsnarbe
Narben sind Störfelder, sie unterbrechen die Nervenströme.
• Veilchencreme (Seite 81).

Zum Arzt ■

Osteoporose
Brüchigwerden der Knochen durch Mineralienmangel wegen Hormonregulationsstörungen (auch in fortgeschrittenem Alter), besonders nach Behandlung mit Cortison oder mit entzündungshemmenden Medikamenten.
• Natürliches Calcium über eine Kost aus Dinkel (Seite 69), Gemüse (Bohnen, süße Mandeln, Kichererbsen, Fenchel), Früchten (Brombeeren, Himbeeren, Orangen), Kräutern (Petersilie, Schnittlauch) und Buttermilch; wöchentlich 1- bis 2mal Kalbsfußknochenbrühe (Seite 73); Bertram (Seite 52): als Resorptionsmittel für die natürliche Mineralien-Aufnahme aus den Lebensmitteln.
• Bewegungsprogramm mit Tanzen (Seite 62) und Wandern, Fahrradfahren und Laufen, Baden und Schwimmen im mäßigen Sonnenlicht.

Parodontose
Chronisch fortschreitender Zahnfleischschwund mit Zahnfleischbluten, Lockerung der Zähne, Blutverlust.
• Regelmäßige Entfernung von Zahnstein (Zahnarzt)
• Rebaschenlauge (Seite 85).

Periodenschmerz
→ Prämenstruelle Beschwerden (Seite 35)

Phantomschmerz nach Zahnbehandlung
Zahnschmerzen durch beim Zähneziehen oder Bohren verletzte oder gereizte Nerven.
• Wermut-Eisenkraut-Wein (Seite 78).

Pickel
→ Akne (Seite 17)

Polyp
Wucherung der Schleimhaut. Nach operativer Entfernung ist eine Neubildung wahrscheinlich.

- Dinkeldiät (Seite 58), Wasserlinsen-Elixier (Seite 78), Akelei-Urtinktur (Seite 67)
- Aderlaß (Seite 63)
- Viel Bewegung.

Prämenstruelle Beschwerden (Periodenschmerzen)
An die 100 Symptome, zum Beispiel Wasseransammlungen, Spannungen in der Brust, Kopfschmerzen, Migräne, Rückenschmerzen, geringe Libido, Durchfall oder Verstopfung, Ohnmachtsneigung, Nervosität, Depressionen, Angst, Zerstreutheit, Unterleibsschmerzen, Krämpfe. Machen sich bereits einige Tage vor der Regelblutung bemerkbar.
- Diät auf der Basis von Dinkel, Obst und Gemüse unter Vermeidung von zuviel fettem Fleisch, Käse und Eiern, Alkohol, Zigaretten, Bohnenkaffee sowie Drogen und Medikamenten (Cortison und Antibaby-Pille)
- Verzicht auf Cola, Kaffee, Zucker, zuviel Salz
- Aderlaß (Seite 63) beseitigt Hormonstörungen.
- Schmerzhafte Menstruation: Weinraute (Seite 78)
- Krämpfe, Darmkoliken: Mutterkraut-Suppe (Seite 75)
- Verhaltener Monatsfluß, aussetzende Menstruation: Liebstöckel-Dotter-Suppe (Seite 73)
- Zum Wiedereinstellen des Zyklus nach den Mondphasen: Liebstöckel-Dotter-Suppe (Seite 73).

■ **Zum Arzt**

- *Bei Zwischenblutungen*

Prellung
Bluterguß und Schmerzen durch stumpfe Verletzungen oder Stoß.
- Amethyst (Seite 59)
- Veilchencreme (Seite 81)
- Leinsamen-Kompressen (Seite 84).

Pseudokrupp (falscher Krupp)
Heiserkeit, bellender Krampfhusten, eingeengte Atemwege mit Atemnot, leichtes Fieber bei Kleinkindern, durch Atemwegsinfektion, Grippeviren, Luftverschmutzung (Ozon), seelisch bedingt oder wenn Entzündungsprodukte nicht abgehustet werden können.
- Galgant (Seite 71), Rainfarnpulver (Seite 76), Pflaumenkern-Kur (Seite 76)
- Wermutöl (Seite 82).

■ **Zum Arzt**

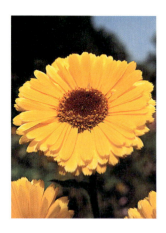

Die Ringelblume – hilfreich bei Vergiftungen

Quetschung
Nach Unfall.
• Veilchencreme (Seite 81)
• Schafgarbenpulver (Seite 85).

Rachenentzündung (Pharingitis)
Rötung, Schwellung und Schmerzen an entzündeter Rachenschleimhaut, Hustenreiz, Räusperzwang mit Lymphknotenschwellung.
Als Ursachen kommen in Frage: Virusgrippe, überstrapazierte Stimme, Rauchen.
• Andorn-Rahmsuppe (Seite 67)
• Wasserlinsen-Elixier (Seite 78)
• warme Füße mit Dachssocken (Seite 82).

Reisekrankheit
Übelkeit, Erbrechen, Schwindelgefühl durch Fliegen oder Autofahren (Reizung des Gleichgewichtszentrums).
• Bibernell-Mischpulver (Seite 68)
• Schnell wirksam: Fenchel-Galgant-Tablette.

Roemheld-Syndrom
Symptomenkomplex nach zuviel Essen und Trinken, mit Blähungen, Zwerchfellhochstand, Herzschmerzen oder Gallenkoliken.
• Galgant (Seite 71).

Zum Arzt

• *Schwangere*
• *Wenn die Beschwerden nach einer Viertelstunde nicht nachlassen: Notarzt!*

Röteln (Rubeolen)
Kopfschmerzen, Schnupfen, Fieber, Lymphknotenschwellung, rötlicher Hautausschlag durch Virusinfektion. Komplikationen bei Schwangerschaft: Mißbildungsgefahr.
• Dinkelkost (Seite 69)
• Galgant-Himbeerwasser (Seite 71)
• Wasserlinsen-Elixier (Seite 78)
• Akelei-Urtinktur (Seite 67)
• Isolierung und Bettruhe.

Zum Arzt

Salmonellose
Nahrungsmittelvergiftung, meist durch Salmonellen (Bakterien, die den Darm schädigen).
• Ringelblumen (Seite 85).

Sanierung von Zahnherden
Chronische Eiterherde sind Ursache für Magen-Darm-Beschwerden, Rheuma, Ischialgien, Neuralgien.
• Wasserlinsen-Elixier (Seite 78), Wermut-Eisenkraut-Wein (Seite 78)
• Herdbeseitigung (Seite 24)
• Aderlaß (Seite 63).

Scharlach
Halsbeschwerden, Schluckbeschwerden, Schüttelfrost, hohes Fieber, rötlicher Scharlach-Ausschlag. Anzeigepflichtige Infektionskrankheit.
• Meisterwurz-Wein (Seite 74)
• Drei-Tage-Fieberdiät (Seite 57).

■ **Sofort zum Arzt**

Schlaflosigkeit
Folge von Tagesstreß, falschen Eßgewohnheiten mit zuviel Abendessen, Kaffee, Tee; aber auch durch seelische Ursachen oder Krankheit.
• Entspannung von Geist und Körper durch Schlafhygiene: gutes Buch lesen, Abendspaziergang, Sauerstoff tanken
• gelöschten Wein: 1 Glas Wein 2 Minuten kräftig abkochen, ein Likörglas Wasser in die Siedehitze gießen, warm schluckweise trinken.
• Mohnsamen in Apfelkompott (Seite 77), Aronstabwurzel-Wein (Seite 68)

Den Rainfarn erkennt man an seinen doppelt gefiederten Blättern.

- warme Lavendel- oder Zypressenbäder (Seite 87)
- Hildegard-Musik (Seite 62).

Schleimbeutel-Schwellung
Ausstrahlende Schmerzen durch ständiges Knien, chronische Entzündung mit Anschwellung der Schleimbeutel.
- Amethyst (Seite 59)
- Einreiben mit Veilchencreme (Seite 81).

Schnupfen
Durch Infektion oder allergische Reizstoffe. Komplikation: Nebenhöhlenentzündung.
- Edelpelargonien-Mischpulver (Seite 70), Rainfarnpulver (Seite 76 und Foto Seite 37)
- schwerer Schnupfen: Fenchel-Dillkräuter (Seite 70).

Schwangerschaftserbrechen
Hormonell bedingtes Erbrechen nur während der Schwangerschaft.
- Bibernell-Mischpulver (Seite 68).

Schweißausbrüche
Kreislaufschwäche, Schilddrüsenüberfunktion oder Hormonumstellung in der Pubertät und in den Wechseljahren mit Nachtschweiß.
- Fasten (Seite 58)
- Hirschzungen-Elixier (Seite 72), Fenchel-Mischpulver (Sivesan, Seite 70)
- Aderlaß (Seite 63)
- Bei klimakterischen Beschwerden: Weinraute (Seite 78) und Salbei.

Schwellung
→ Prellung (Seite 35)

Zum Arzt

Schwerhörigkeit
Beeinträchtigung des Hörvermögens unterschiedlicher Ursache.
- Bei plötzlichem Gehörverlust: Gundelreben-Kompresse (Apotheke), Galgant (Seite 71), Schröpfen (Seite 64)
- Bei Katarrh, Kinderkrankheiten, Ohrensausen: Jaspis-Ohrolive (Seite 60).

Sehschwäche
Nachlassen oder Verlust der Sehkraft durch verschiedene Ursachen, etwa durch Nierenschwäche, Arteriosklerose, beginnendem grauem oder grünem Star.
- Einfache Rebtropfen (Seite 79)
- Aderlaß (Seite 63)
- Augentraining, Augengymnastik
- Wiesengrün-Wasser-Behandlung (Seite 86)
- Bei beginnendem grauem oder grünem Star mit erhöhtem Augeninnendruck: Topas-Wein (Seite 60).

■ **Zum Arzt**

Seitenstechen
Ausstrahlende Schmerzen von Leber, Galle, Bauchspeicheldrüse, Niere durch vielerlei Ursachen.
- Leinsamen-Kompressen (Seite 84)
- Wermutöl (Seite 82).

Sodbrennen
Brennende Schmerzen durch verstärkte Gallensäureproduktion nach seelischer Erregung.
- Fenchel-Tabletten oder Fenchelsamen (Seite 71)
- Dinkel (Seite 69).

Star, grauer (Katarakt)
Altersbedingte Augenlinsentrübung infolge von Nierenschwäche.
- Fasten (Seite 58)
- Anschließend Dinkelkost (Seite 69)
- Topas-Wein (Seite 60)
- Apfelknospen-Rebtropfen-Kompresse (Seite 79)
- Aderlaß (Seite 63)
- Wiesengrün-Wasser-Behandlung (Seite 86).

■ **Zum Arzt**

Stauungsbronchitis
Verschleimung, Rasselgeräusche, Hustenreiz, Bruststiche durch Staulunge infolge von Herzschwäche.
- Brombeer-Elixier (Seite 69)
- Meerrettich-Galgant-Mischung (Seite 74)
- Kleine Herz-Kur: 1 Tablette Galgant (Seite 71), danach 1 Likörglas Petersilien-Honig-Trank (Seite 76), eventuell verstärkt mit 30 Tropfen Crataegutt forte (homöopathische Weißdorntropfen, aus der Apotheke).

■ **Zum Arzt**

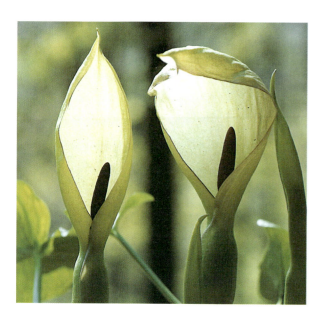

Die Wurzel des Aronstabs hilft gegen depressive Zustände.

Stimmungsschwankungen
Lustlosigkeit, Schwächegefühl, »himmelhoch jauchzend, zu Tode betrübt«
• Hildegard-Fasten (Seite 58)
• Antimelancholika wie Fenchel (Seite 47), Flohsamen (Seite 71), Dinkel (Seite 69), Muskat-Zimt-Nelken-Kekse (Seite 74), gelöschter Wein (Seite 37), süße Mandeln (Seite 52), Wasserlinsen-Elixier (Seite 78), Aronstabwurzel-Wein (Seite 68)
• Aderlaß (Seite 63)
• Bei klimakterischen Beschwerden: Aronstabwurzel-Wein (Seite 68).

Stimmverlust
→ Heiserkeit (Seite 24), Pseudokrupp (Seite 35)

Störfeldbeseitigung
→ Herdbeseitigung (Seite 24)

Tennisellbogen (Epicondylitis radialis)
Schmerzhafte ausstrahlende Entzündung am Ellenbogen infolge Überbelastung oder Veränderung an Bandscheiben der Halswirbelsäule.
• Amethyst (Seite 59)
• Einreiben mit Veilchencreme (Seite 81).

Tinnitus
→ Ohrgeräusche (Seite 33)

Überbein
Zyste mit zähflüssigem Inhalt ausgehend von Gelenkknorpelgewebe meistens am Handrücken.
• Amethyst (Seite 59)
• Einreiben mit Veilchencreme (Seite 81).

Verbitterung
→ Stimmungsschwankungen (siehe oben)

Verbrennung
- Verbrennung 1. Grad (Rötung, Schwellung, Schmerzen; Sonnenbrand): Dinkelmehl darüber pudern
- Verbrennung 2. Grad (Blasenbildung, Verletzung tiefer Hautschichten, auch Blutgefäße): Leinsamen-Kompressen (Seite 84)
- Verbrennung 3. Grad (auch das Gewebe ist zerstört und sieht weiß oder verkohlt aus): Leinsamen-Kompressen (Seite 84).

■ Sofort zum Arzt
• Bei Verbrennungen 3. Grades

Kompressen mit Samen des Leinkrauts wirken hervorragend bei Brandwunden.

Verdauungsschwäche
Wechsel von Durchfall und Verstopfung infolge Fehlernährung oder Arzneimittelvergiftung mit Zerstörung der körpereigenen Darmflora.
- 3 Tage Fasten (Seite 58)
- Muskatellersalbei-Trank (Seite 74)
- Kopfsalat (Seite 73)
- Darmsanierung (Seite 20)
- Psychotherapie (Seite 61).

Vergiftung (akut und chronisch)
Verdorbene Lebensmittel, Arzneimittel, Alkohol, Pilze.
- Ringelblumen (Seite 85) als Kompresse auf den Magen, als Tee trinken.
Sofort zum Arzt!

Die Schafgarbe heilt selbst die schlimmsten Wunden.

Verletzung
Durch Unfall mit Infektionsgefahr.
- Mit Wein, Oliven- und Rosenöl (Seite 82) die Wunde desinfizieren.
- Schafgarben-Kompresse (Seite 85).

Verspannungen
Nackensteife, Ermüdung, Kopfschmerzen, Rückenschmerzen durch seelisch-nervöse und körperliche Überanstrengung.

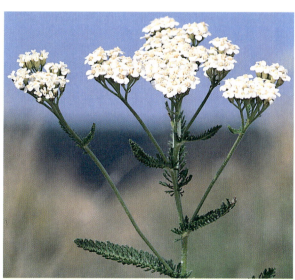

- Schröpfen (Seite 64)
- Psychotherapie (Seite 61)
- Bei Kopfschmerz wegen Verspannungen der Halswirbelsäule: Rosen-Olivenöl (Seite 86).

Verstopfung
infolge einer gestörten Darmflora durch Fehlernährung, Cortison, Antibiotika, Hormonschäden.
- Fenchelsamen (Seite 71)
- Flohsamen (Seite 71)
- Rainfarnsuppe (Seite 77)
- Dinkelvollkornkost (Seite 69)
- Darmsanierung (Seite 20).

Virusinfektion (Virusfieber, Virusgrippe)
Schnupfen, Husten, Heiserkeit, Fieber über 38 Grad, Schweißausbrüche und Schmerzschübe durch Toxine (Giftstoffe) nach Infektion mit Viren.
- Wasserlinsen-Elixier (Seite 78)
- Galgant in Himbeerwasser (Seite 71)
- Goldkur (Seite 72)
- Aderlaß (Seite 63).

Völlegefühl
→ Roemheld-Syndrom (Seite 36)

Windpocken (Varizellen)
Fieber, Hautausschläge, gerötete Pusteln und Bläschen durch Virusinfektion, sehr ansteckend.
- Wasserlinsen-Elixier (Seite 78)
- Akelei-Urtinktur (Seite 67).

Zahn vereitert
Vereiterte Zähne stellen Herde dar, die durch ständige Abgabe von Toxinen (Giftstoffen) weitere chronische Entzündungen auslösen können.
- Zur Herdbeseitigung und als Alternative zur Behandlung mit Antibiotika: Wermut-Eisenkraut-Wein (Seite 78).

Zahnfleischbluten, Zahnfleischentzündung
→ Parodontose (Seite 34)

TIP

Kann der Eiterherd mit Wermut-Eisenkraut-Wein nicht beseitigt werden, muß der Eiterzahn unter Schafgarbenschutz (Seite 85) vom Zahnarzt entfernt werden.

Zahnschmerzen
Schmerzen durch Reizung der Zahnnerven (auch nach Behandlung) oder durch Entzündung der Wurzelhaut (auch bei nerventoten Zähnen durch Wurzelfüllung).
• Wermut-Eisenkraut-Wein (Seite 78).

Zeckenbiß
Hautrötung, Brennen, anhaftende Zecke.
• Zecke mit Lavendelöl betupfen und mit steriler Pinzette entfernen. Reißt der Kopf ab, vom Arzt entfernen lassen. Stellt sich innerhalb von 3 Tagen ein kreisrunder weißer Fleck um die Bißstelle ein, Bluttest auf Borreliose einholen.
• Bißstelle mit Wegerich-Urtinktur (Seite 86) betupfen und Wundverband mit Eisenkraut-Kompresse (Seite 83) anlegen. 3mal täglich erneuern
• Ebenso erfolgreich: einen Achatstein anfeuchten und über die Einstichstelle streichen
• Bei Allergie: Galgant-Tablette (Seite 71) einnehmen, gegebenenfalls nach 5 Minuten nochmals, um allergische Reaktionen zu vermeiden.

■ **Zum Arzt**
• *Bei Komplikationen*

Zerrung
Gelenkschwellung und starke Schmerzen durch Verstauchung oder Verrenkung.
• Nicht versuchen, das Gelenk wieder einzurenken, sondern mit einem Stützverband ruhigstellen.
• Bluterguß mit Veilchencreme (Seite 81) und Amethyst (Seite 59) beseitigen.

■ **Zum Arzt**

Zystenbildung in der Brust
Schmerzhafte Knoten bei Stauung und Eindickung des Brustdrüsensekrets zur Zeit der Menstruation oder beim Stillen, die aber nach kurzer Zeit von selbst wieder verschwinden.
• Veilchencreme (Seite 81)

■ **Zum Arzt**
• *Wenn Knoten nicht in einer Woche verschwinden*

Die Heil- methoden

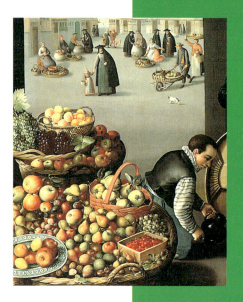

Die Häufigkeit von Zivilisationskrankheiten hat viel mit falscher Ernährung und dem Verlust von Wertvorstellungen zu tun. Hier spiegeln sich die Hilflosigkeit unserer Medizin und die Orientierungslosigkeit unserer Zeit wider. Hildegards ganzheitliche Naturheilkunde nutzt alle Heilkräfte der Natur, was aber letztlich heilt, ist die Lebensenergie, die aus der Quelle Gottes strömt. Mark Twain hat spöttisch dazu gesagt: »Gott heilt und der Arzt schickt die Rechnung.«

Foto: Historischer Obstmarkt

Lebensmittel als Heilmittel

Lebensmittel sind die Quellen unserer Energie. Auch wir kennen die Bedeutung richtiger Ernährung, etwa in dem Sprichwort: »*Der Mensch ist, was er ißt*«. Doch Hildegard beschreibt mit einer Genauigkeit wie keine andere abendländische Heilkunde die Heilkräfte in den Lebensmitteln, die sie »Subtilitäten« (Seite 90) nennt. Sie bringt ihre Erkenntnisse auf den Nenner: »*Eure Lebensmittel sollen eure Heilmittel sein*«.
In der Hildegard-Küche muß man nicht ein Meisterkoch sein, um mit Gewinn teilzunehmen. Auch wird niemandem nahegelegt, seine Eßgewohnheiten radikal umzustellen. Im Gegenteil, Gewohnheiten sollen ruhig beibehalten, die Ernährung jedoch zunehmend mit Hildegard-Lebensmitteln angereichert werden. Modifizieren und Wandeln steht im Vordergrund. Die Hildegard-Küche ist einfach, ihre Gerichte bringen Ruhe in den Körper.
So wird's gemacht: Setzen Sie Lebensmittel passend zu Ihrer gesundheitlichen Verfassung gemäß den Ratschlägen in den nächsten Abschnitten sinnvoll ein.

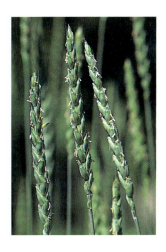

Dinkelprodukte sind in vielen Reformhäusern und Bäckereien erhältlich.

Heilkräfte im Getreide

In der Ernährungslehre Hildegards kommt dem Dinkel eine besondere Rolle zu: Nur sehr wenige Mittel werden bei Hildegard von Bingen diätetisch ähnlich hochgeschätzt (Kasten).
Dinkel ist das beste Heilmittel, um den Darm gesund zu erhalten und vor Krankheiten zu schützen: Er schützt vor den ernährungsbedingten chronischen (das heißt unheilbar gewordenen) Zivilisationskrankheiten, zu denen neben Herzinfarkt, Krebs, Schlaganfall und Rheuma auch Nahrungsmittel-Allergien und chronische Magen-Darm-Leiden wie Gastritis, Colitis, Morbus Crohn oder Zöliakie gehören. Dinkel liefert genügend basische Stoffe wie Kalium,

> »*Der Dinkel ist das beste Getreide, es wirkt wärmend und fettend, ist hochwertig und gelinder als alle anderen Getreidekörner. Wer Dinkel ißt, bildet gutes Fleisch. Dinkel führt zu einem rechten Blut, gibt ein aufgelockertes Gemüt und die Gabe des Frohsinns. Egal wie man Dinkel zubereitet – so oder so – als Brot oder als eine andere Speise gekocht, Dinkel ist mit einem Wort leicht verdaulich.*«

Magnesium, Kalzium, Zink und vieles andere mehr, um den pH-Wert (Seite 89) des Blutes stabil zu halten und den Körper vor Übersäuerung zu schützen. Dinkel sorgt für eine gute Durchblutung, schützt die Schleimhäute, verhindert die Verklumpung der Blutkörperchen und beugt damit Thrombose, Embolie und Arteriosklerose vor. Bereits mit einer Scheibe Dinkelvollkornbrot wird genügend Gallensäure neutralisiert, so daß Sodbrennen und Magenschmerzen verschwinden. Durch Dinkelkost werden die Darmbakterien so gut gefüttert, daß sie alles produzieren, was der Mensch zum Leben braucht. Vitamin- und Mineralstofftabletten werden dadurch überflüssig.

Dinkel fördert die Darmflora und damit die Vitaminversorgung des Körpers

Heilende Kräfte im Gemüse
Gemüse sollen in der Hildegard-Medizin nicht als Rohkost verwendet werden, da sie Fäulnisprozesse fördern. Gewürzt oder auf beliebige Weise warm zubereitet, entfalten sie jedoch eine umfangreiche Heilwirkung.

Bohnen – lindern Verdauungsprobleme
Alle Bohnenarten enthalten wertvolle Ballaststoffe, Mineralien und Vitamine. Mit ihrem Gehalt an hochwertigem Eiweiß (alle acht essentiellen Aminosäuren) sind sie genauso wertvoll wie Fleisch. Besonders gut verdaulich ist Bohnenmehl. Bei Verdauungsbeschwerden häufig Bohnen essen.

Bohnen – so wertvoll wie Fleisch

Edelkastanien – das Kräftigungsmittel
Die Edelkastanie ist wie der Dinkel und der Fenchel uneingeschränkt gesund und trägt bei Hildegard die Eigenschaften der »discretio«, dem rechten Maß in allen Dingen. Die Edelkastanie stärkt vor allen Dingen die Abwehrkräfte bei Krebs- und AIDS-Patienten.

Erbsen – machen temperamentvoll
Erbsen eignen sich nicht für Lungenkranke, da sie zu Verschleimung führen und damit die Krankheit verschlimmern können. Gesunde werden durch Erbsen »draufgängerisch«. Nach Hildegard soll man bei Hämorrhoiden, Bruchleiden oder Krampfadern »*oft eine warme Erbsensuppe schlürfen*«.

Fenchel – macht fröhlich
Fenchel ist vitaminreich und das beste Mittel gegen zuviel Gallensäure, die Hildegard als Schwarzgalle (Seite 90) für die meisten Krankheiten verantwortlich macht. Fenchel macht den Menschen fröhlich, fördert die Durchblutung ebenso wie die Verdauung und verhindert damit jeden unangenehmen Schweiß- und Mundgeruch.

Gegen unangenehme Gerüche

Kichererbsen – heilen Fieber
Kichererbsen, eine orientalische Delikatesse aus dem Vorderen Orient (als »Felaffel« oder »Humus«), beseitigt fiebrige Zustände: »Wer Fieber hat, röste die Kichererbsen über frischen Holzkohlen, esse sie, und er wird geheilt.«

Eine Delikatesse, die Fieber heilt

Knoblauch – das universelle Heilmittel
Die Wirksamkeit des Knoblauchs basiert auf seinen schwefelhaltigen Inhaltsstoffen Allicin und Alliin, die auch für den charakteristischen Geruch verantwortlich sind. Er eignet sich zur Abwehr von Infektionen, bei Wundheilungsstörungen und wird sogar bei der Tumor-Behandlung eingesetzt. Knoblauch kann sowohl den Blutdruck als auch den Cholesterinspiegel senken und damit das Herzinfarkt-Risiko reduzieren. Die Wirkstoffe des Knoblauchs stimulieren das körpereigene Abwehrsystem, so daß Viren, Bakterien und Pilze vernichtet werden. Besonders wirksam ist der Knoblauch zum Schutz vor Virusgrippe und zur Beseitigung von Darmparasiten, etwa Amöben, die für Durchfall-Erkrankungen verantwortlich sind. Knoblauch schützt die Zellmembranen und das menschliche Erbgut vor Zerstörung durch Umweltgifte und regt in der Leber die Bildung eines Entgiftungsenzyms an, mit dem Toxine (Erregergifte) und Karzinogene (Krebsstoffe) aus dem Körper entfernt werden.

Anregung der körpereigenen Abwehrkräfte

Meerrettich – antibiotisch wirksam
Meerrettich enthält das scharf-schmeckende natürliche Antibiotikum Allyl-Isothiocyanat, das sowohl gegen Viren als auch gegen Bakterien und Pilze wirksam ist. In der kalt-nassen Jahreszeit bietet eine Mischung aus geriebenen Meerrettich-Wurzeln mit Galgantpulver (im

Schutz vor Schnupfen, Husten und Heiserkeit Verhältnis 1:1) wirksamen Schutz vor Virusgrippe mit Husten, Schnupfen und Heiserkeit.

Mohrrüben – ein Vitaminstoß
Karotten sind gedünstet leicht verdaulich und schützen mit ihrem hohen Pektin-Gehalt die Magen- und Darmschleimhaut vor Entzündungen. Ihre wertvollen Vitamine helfen unter anderem bei Sehschwäche, ihre Mineralstoffe (vor allem Eisen) sind ein Schutz gegen Blutarmut.

Rettich – nur für kräftige Menschen
Rettich wirkt günstig auf Darm, Galle und Leber. Seine Einsatzgebiete sind deshalb vor allem chronische Gallenwegsstörungen und Verdauungsbeschwerden mit Verstopfung. Dies gilt allerdings nur für Menschen mit großer Körperfülle, zarte Menschen dagegen vertragen Rettich nur schlecht.

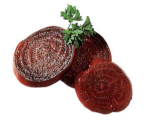

Rote Bete – bei allen Hautleiden
Die Rote Bete enthält das Leberschutzmittel Betain und das immunstärkende Betanin. Der rote Farbstoff (Anthocyan) wirkt als Radikalfänger (Seite 89) und schützt so vor Krebs. Hildegard empfiehlt die Rote Bete besonders bei Hautleiden, weil sie Entzündungen verhindern und die feinen Blutgefäße der Haut reparieren kann.

»Wenn sich aber irgendwann einmal der Körpersaft zu Geschwüren in der Haut erhebt, dann soll der Kranke Rüben essen, und das Geschwürbildende wird vernichtet.«

Salat mit Dinkelkörnern – eine Vitaminbombe
Salat mit Dinkelkörnern enthält fast alle Vitamine, die der Mensch zum Leben braucht.
Im Salat finden sich die Vitamine A und C, der Dinkel deckt den Bedarf an B- und E-Vitaminen ab. Mit kurz angebratener Hühnerleber wird der Salat um das Vitamin B12 ergänzt.

»Wer Salat essen will, soll die Blätter erst mit Dill oder Essig oder Knoblauch abschmecken, sodaß der Salat noch kurz vor dem Gegessenwerden Zeit hat, sich mit diesen Gewürzen zu durchtränken. Ißt man ihn so zubereitet, dann stärkt er das Gehirn und macht eine gute Verdauung.«

Sellerie – für den Kreislauf
Sellerie wirkt durch den hohen Anteil ätherischer Öle harntreibend, entwässernd und regt den Kreislauf an. In den ätherischen Ölen konnten auch Inhaltsstoffe mit beruhigender Wirkung nachgewiesen werden. Die aphrodisierende – also die Liebeskraft steigernde – Wirkung des Selleries wird von den Franzosen sehr geschätzt.

Spinat und Mangold – für die Verdauung
Der Spinat wurde aus der Melde gezüchtet, von der bei Hildegard steht, daß sie eine gute Verdauung bereitet, weshalb sie im Volksmund auch »Scheißmelde« genannt wird. Mangold gehört zur veredelten Rasse der Melde.

Zwiebeln – gegen Infekte
Je schärfer eine Zwiebel schmeckt, desto mehr wirksame schwefelige Öle sind in ihr enthalten. Sie regen die Speichel- und Magensaft-Sekretion sowie die Bildung von Verdauungssäften an, wirken Blähungen entgegen und senken das Cholesterin. Zwiebeln enthalten das natürliche Antibiotikum Phytoncit, das gegen Bakterien, Viren und Pilze wirksam ist. Die blutdrucksenkende und herzstärkende Kraft der Zwiebeln wird durch ihren hohen Adenosin-Gehalt bewirkt.

> »Roh gegessen sind Zwiebeln so schädlich und giftig wie der Saft von Unkraut. Gekocht sind sie gesund, weil sie durch die Feuchtigkeit, die in ihnen vorhanden ist, Schadstoffe mindern. Für solche, die an Schüttelfrost und an Fieber leiden, ist die gekochte Zwiebel (Zwiebelsuppe) besonders gut. Magenkranke bekommen sowohl von rohen als auch von gekochten Zwiebeln Magenschmerzen, weil sie zu feucht ist.«

Die Heilkräfte in den Früchten
Früchte werden von Gesunden sowohl im rohen als auch im gekochten Zustand vertragen. Kranke sollten sie wegen der besseren Verträglichkeit kochen.

Äpfel – sättigen und entgiften
»An apple a day, keeps the doctor away«, so sagen die Amerikaner. Die Wirkung von Äpfeln geht auf den

Quellstoff Pektin zurück, der das Sättigungsgefühl steigert, die Magenentleerung verzögert und im Darmtrakt Schadstoffe auf natürliche Weise aufsaugen und entfernen kann. Bereits 3 bis 5 Äpfel täglich können auch die Cholesterinwerte des Blutes deutlich senken.

Birnen – reinigen den Magen

Birnen sollen nicht roh gegessen werden, schon gar nicht von Kranken. Nach Hildegard zubereitet (Kasten) wirken sie gegen Fäulnisprozesse in Magen und Darm.

> »Wer Birnen essen will, koche sie in Wasser oder dörre sie im Feuer (Kletzenbirnen). Gekocht sind sie noch gesünder als gedörrt, liegen aber dem Esser manchmal schwer im Magen, weil sie alles Faule im Magen freisetzen, wobei sie eine gute Verdauung bereiten und das Faule aus dem Körper ausleiten.«

Hagebutte – für Magen und Darm

Hagebutten sind sehr vitaminreich und steigern die Abwehrkraft gegen Infekte. Der rote Farbstoff wirkt entzündungshemmend, besonders bei Magen-Darm-Leiden wie Gastritis und Colitis.

Himbeeren – senken das Fieber

Himbeeren enthalten zahlreiche Vitamine und Mineralien wie Calcium, Phosphor und Eisen. Die reife Frucht eignet sich in der Krankenkost als Durstlöscher, weil sie den Magen nicht reizt. Himbeeren fördern den Gallenfluß durch die Gallenwege und stabilisieren den Säure-Basen-Haushalt des Organismus. Wegen der gleichzeitig schweißtreibenden wie auch kühlenden Eigenschaften werden Himbeeren von Hildegard für Diäten bei Fieber empfohlen (Kasten). Auch bei Neigung zu Übelkeit und Erbrechen sind sie bekömmlich.

> »Denn Himbeeren sind kalt und brauchbar gegen Fieber. Wer Fieber hat und appetitlos ist, koche Himbeeren in wenig Wasser, lasse sie darin liegen und trinke diesen Himbeersaft morgens und abends und lege die in Wasser gekochten Himbeerblätter als Kompresse auf seinen Magen für eine Stunde. Das soll er drei Tage lang tun, und das Fieber wird weichen.«

Johannisbeeren – Schutz vor Gicht

Hildegard nennt den schwarzen Johannisbeerstrauch auch den »Gichtbaum«, denn seine Früchte schützen gegen Rheuma und vor allem vor »Vergichtung« des Gehirns (Alzheimersche Krankheit, Parkinson).

Kirschen – gegen Erkältungskrankheiten
Kirschen enthalten in ihrem Fruchtfarbstoff das Vitamin P, das zur Verhütung von Entzündungen und zum Schutz von brüchigen Gefäßen beiträgt. Ferner enthalten Kirschen Pektine, Apfel-, Zitronen-, Bernstein- und Milchsäure sowie Tannine. Sie wirken beruhigend, entzündungshemmend, schleimlösend und werden deshalb bei der Behandlung von Husten, Erkältung und Katarrh sowie bei chronischer Bronchitis eingesetzt. Hildegard empfiehlt nach dem Verzehr von Kirschen einen Schluck Wein, möglicherweise lösen sich einige Wirkstoffe besser in Alkohol.

Zum Kirschenessen einen Schluck Wein

Kornelkirschen – stärken und reinigen
Auch diese Wildpflanze verfügt über starke Heilkräfte, die das Blut reinigen und die Abwehrkraft stärken. Träger dieser Wirkung ist das im knallroten Fruchtfarbstoff enthaltene Vitamin P als wichtiger Schutz- und Reparaturfaktor bei Entzündungen sowie Verletzungen von Schleimhäuten und Blutgefäßen, etwa bei Gastritis, Krampfaderleiden oder Vaskulitis.

Maulbeeren – schützen die Leber
Bei Fieber, Husten, Halsschmerzen werden die Maulbeeren ihrer schleimlösenden Wirkung wegen geschätzt. Außerdem stabilisieren sie die Leber gegen Entzündungen, da sie wertvolle Vitamine enthalten.

Mispeln – reinigen das Blut
Mispelfrüchte oder auch Mispelmarmelade kräftigen und reinigen das Blut (Kasten).

»Die Mispel ist eine heilkräftige Wildpflanze, die noch die Urkräfte der Natur enthält. Sie enthält blutreinigende und stärkende Wirkung.«

Orangen/Zitronen – Schutz vor Infektionen
Wir wissen heute, daß die Wirkung der Zitrusfrüchte bei fieberhaften Infekten auf den Vitamin C-Gehalt zurückgeführt werden kann. Dieses Vitamin ist an vielfältigen Synthesen der Nebennieren beteiligt und

Vitamin C schützt vor Streßzuständen

schützt vor Streßzuständen, Infektionskrankheiten, Verletzungen, Verbrennungen, Blutverlusten sowie bei starker körperlicher und psychischer Erschöpfung.

Quitten – leiten Rheumastoffe aus
Quitten enthalten wertvolle Vitamine und Mineralien sowie bis zu 10 % den Quellstoff Pektin, der Cholesterin und Gallensäure zu senken vermag. Durch den hohen Gehalt an ätherischen Ölen können Quitten Harnsäure ausschwemmen und Rheumastoffe aus dem Bindegewebe abtragen.

> »Wer ein leeres Gehirn hat und eine schlechte Gesichtsfarbe und daher Kopfweh, esse oft süße Mandeln (täglich 5 bis 10 Stück), dem füllen sie das Gehirn und geben ihm eine gute Gesichtsfarbe zurück. Aber auch wer lungenkrank ist und an der Leber leidet, esse oft Mandeln roh oder gekocht…«

Süße Mandeln – füllen das Gehirn
Die gesundheitliche Bedeutung der Mandeln wurde von Hildegard in vollem Umfang erkannt (Kasten).

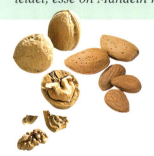

Walnüsse – machen fröhlich
Walnüsse enthalten etwa 65 % Fett, kein Wunder, daß sie Muskeln, Nervensystem und Knochen wachsen lassen. Obwohl eine Kalorienbombe (100 g enthalten 666 kcal), können Walnüsse hohe Blutfettwerte deutlich senken, weil ihre Fette hochungesättigt sind. Die Nüsse sollten jedoch nicht zusätzlich in größeren Mengen genascht, sondern anstelle anderer fettreicher Lebensmittel eingesetzt werden.

Gewürze – Heilmittel für Magen und Darm
Hildegard empfiehlt den gezielten Einsatz von Gewürzen als Heilmittel, Geschmacksverstärker und verdauungsfördernde Hilfsmittel. Sie sorgen dafür, daß die Wertstoffe in den Lebensmitteln vom Körper aufgenommen werden. Einige Gewürze sind außerdem in der Lage, die Schleimhäute zur vermehrten Sekretion anzuregen, so daß die Verdauungssäfte besser fließen und die Durchblutung angeregt wird.

Bertram (Anacyclus pyrethrum)
Hilft bei: Anämie (Blutarmut), Vitamin-B12-Mangel, Fehlernährung, Diabetes (Zuckerkrankheit), Verschlei-

mung; auch als Resorptionsmittel bei Verdauungsstörungen wird Bertram eingesetzt.
• Anwendung: 1 bis 3 Messerspitzen über jedes Essen streuen oder mitkochen.

Brennessel (Urtica dioica)
Hilft bei: Magenverschleimung, Gastritis; als Blutreinigungskur im Frühjahr.
• Anwendung: Mit frischen Brennesseln (junge Triebe) kann man sogar ein Gemüse wie Spinat bereiten.

Pfeffer (Piper nigrum)
Hilft bei: Appetitlosigkeit.
• Anwendung: Als Gewürz über das Essen streuen. Ebenso Ingwerpulver, bis der Appetit wieder da ist.

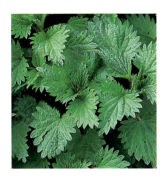

Die Brennessel – nicht nur lästiges »Unkraut«

Poleiminze (Mentha pulegia)
Hilft bei: Verdauungsstörungen (Kasten), Leber-Galle-Leiden, Gicht, Blasenentzündung, Erkältung; Ausscheidung von Harnsäure.
Beim Einsatz von Poleiminzöl – von dem ich abrate – sind ab Mengen von 5 g Vergiftungserscheinungen beobachtet worden, da hier die Wirkstoffe höchst konzentriert vorliegen. Poleiminze sollte deshalb nur frisch oder pulverisiert (Wirkstoffgehalt im Milligrammbereich!) als Gewürz verwendet werden.
• Anwendung: Täglich zirka 1 g Gewürz als Normaldosierung in Soßen für Gemüse, Hammel- oder Ziegenfleisch, in Marinaden, Sülze oder Kräuteressig.

> »Polei hat die Kraft von 15 anderen Gewürzen in sich… wer die Polei mit Salz oft roh ißt und damit Fleisch würzt, dem wärmt sie den Magen (und Darm), wenn er seinen Magen sogar voll Gift (Eiter) hat, reinigt sie ihn und heilt ihn.«

Quendel (Thymus serpyllum)
Hilft bei: Hautausschlägen, Akne oder Neurodermitis zur Blutreinigung.
• Anwendung: Quendel kann wie Gartenthymian als Würze in Fleisch (besonders Hammelgerichten), in Dinkelcremesuppe, Gemüseeintöpfen, Leberknödeln und auch Salaten verwendet werden.

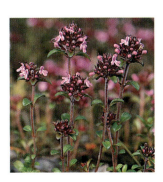

Quendel – als Gewürz verwenden

Fisch – die leichte Kost

Ideal zum Abnehmen

Fisch ist leicht verdaulich und eignet sich vorzüglich als Reduktionskost, da »*mit dem Fisch die Pfunde davonschwimmen*«. Fisch enthält hochwertige Eiweiße und die wertvollen mehrfach ungesättigten Fettsäuren (Omega-3-Fischöl), die dafür sorgen, daß die Fische im Winter nicht einfrieren. Fisch, ein- bis zweimal in der Woche gegessen, sorgt für einen niedrigen Fettsäurespiegel und bessere Fließeigenschaften des Blutes.

- Für Kranke und Gesunde empfiehlt Hildegard Barsch, Kretzer, Dorsch, Kabeljau, Renke, Hecht, Zander, Seibling, Esche, Hering (gebraten oder gesalzen), Rotauge und Wels.
- Für Gesunde sind gut: Stör, Bachforelle, Blaufelchen und Karpfen. Gemästete und gezüchtete Forellen und Lachse soll man nicht essen.
- Weder für Kranke noch für Gesunde: Brachse, Hering (roh) und Scholle.

Die Heilkräfte im Fleisch

Nach Hildegard ist auch Fleisch ein wichtiges Heilmittel. Schwäche, Kräfteverfall, Blutarmut, Eisenmangel und Infektionskrankheiten können damit auf natürliche Weise beseitigt werden.

Geflügelfleisch – die ideale Diät

Für Schwerkranke nicht geeignet

Geflügelleber kann statt Eisentabletten therapeutisch gegen Blutbildungsstörungen mit Blutarmut eingesetzt werden. Hühnerfleisch macht Gesunde nicht dick, Kranke erfrischt es. Nur bei Schwerkranken kann es zur Verschleimung des Magens führen.

Straußenfleisch – das fettärmste Fleisch

Von allen Fleischarten hat Straußenfleisch das wenigste Fett (nur 0,2 % im Vergleich zu 32 % beim Hammel, 25 % beim Schwein und 10 % beim Rind) und das wenigste Cholesterin. Bei der Krankendiät hilft es gegen Krämpfe und Epilepsie.

Lamm oder Hammel – gegen Venenleiden

Schaffleisch beseitigt Schwächezustände und hilft bei Krampfadern (Veneninsuffizienz). Fleischbrühe und wenig Fleisch bis zur Besserung essen.

Reh und Hirsch – das Diätfleisch

Wild wird von Hildegard als universales Diätfleisch empfohlen, speziell bei Magen- und Darm-Leiden. Besonders wertvoll ist ihr Hinweis auf die krebsbekämpfenden Eigenschaften von Reh- und Hirschleber (Kasten).

> *»Das Reh ist sanft und hat eine reine Natur, und es steigt gerne auf die Berge. Und dort sucht es die Kräuter, die von der Luft wachsen. Und so frißt es gutes und gesundes Futter. Sein Fleisch ist daher für Kranke und Gesunde besonders gut. Ein Mensch, der von der Vicht* (Vorstufe zu Krebs) *geplagt wird, esse auch Rehleber, und sie reinigt in ihm die Vicht, und wenn er oft Rehfleisch ißt, reinigt es ihm den Magen.«*

Rind und Kalb – nur für Gesunde

Rindfleisch hilft Menschen mit stabilem Kreislauf bei Arthrose und Magen-Darm-Schmerzen. Besonders geeignet ist eine Brühe aus Kalbsfüßen (Seite 73). Schwache und schlecht durchblutete Menschen jedoch sollten Rindfleisch nicht essen.

Schweinefleisch – nur für Kranke

Hildegard empfiehlt junges Schweinefleisch in kleinen Mengen, wenn man schwer krank ist. Allerdings nur bis zur Genesung, weil es von da an schädlich wirkt.

Schweinefleisch – nichts für Gesunde

Ziegenfleisch – stärkt schwaches Bindegewebe

Ziegenfleisch ist für Gesunde und Kranke gleich gut. Bei häufigem Verzehr heilt es schwache und zerstörte Eingeweide und macht den Magen gesund und stark.

Auch Fette können gesund sein

Butter – für Atmung, Lunge und Magen

In Maßen gegessen, ist Butter ein wichtiges Heilmittel für Atemnot, besonders bei alten und schwachen Menschen. Sparsam eingesetzt, trägt Butter nicht bei zu einem erhöhten Cholesterinspiegel im Blut; dieser ist zum größten Teil streßbedingt und sinkt rasch durch Aderlaß und Fasten. Besonders magen- und lungenschwache Menschen profitieren von der Butter.

Sparsam verwenden

Pflanzenöle – lebenswichtig

Zahlreiche Pflanzen liefern essentielle Fettsäuren, also Stoffe, die der menschliche Organismus zum Überle-

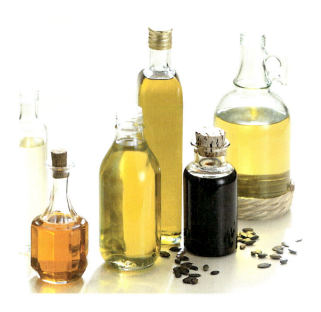

Pflanzenöle enthalten lebenswichtige Nährstoffe.

ben braucht. Diese Öle – kalt gepreßt – können nicht nur die Nervenfunktion verbessern, sondern auch den Cholesterinspiegel im Blut senken. Dazu gehören: Sonnenblumenöl, Walnußöl, Mandelöl, Kürbisöl.

Käse für die Dünnen, Frischkäse für die Dicken
Milch, Butter und Käse sind für Gesunde und Kranke in Maßen gegessen zuträglich, machen jedoch dick. Übergewichtigen rät Hildegard deshalb zu weichem Frischkäse. Lungenkranke und erkältungsanfällige Menschen sollen mit Käse überbackene Gerichte meiden, da sie von solchen Speisen (Pizza, Käse-Auflauf, Käse-Spätzle, Fondue) verschleimen. Gegen die Verschleimung helfen Ziegenmilch und Ziegenkäse.

Diäten

Hildegards Beschreibungen von Krankheitsbildern schließen fast immer mit einer gezielten Diätangabe. Die Diät soll solange eingehalten werden, bis die Beschwerden verschwunden sind.

Durchfall-Diät nach Dr. Hertzka

Gegen jede Art von Durchfall

Mit dieser von Dr. Hertzka (Seite 5) auf Basis der Hildegard-Medizin entwickelten Diät kann man gewöhnlichen Durchfall (wie die Sommer-Diarrhoe) ebenso wie chronische Durchfälle (etwa bei der Colitis) und Darmentzündungen zum Stillstand bringen.

So wird's gemacht: Durchfall-Diät
• 1 bis 2 Fastentage mit Fenchel- oder Schwarztee sowie dünner, etwas gesalzener Dinkelweißmehlsuppe, da Weißmehl-Dinkelprodukte stopfen.

- Absolut verboten sind während der ganzen Dauer des Durchfalls: Milch und sämtliche Milchprodukte wie Käse, Quark und Sahne (Butter ist in kleinen Mengen mit Dinkelweißmehl erlaubt); Schwarzbrot, Mischbrot, frisches Hefegebäck, Wasser, Mineralwasser, alles Kalte, Geröstete, Gebratene, Pikante; Kartoffeln, Rindfleisch, Konserven, Wurstwaren, Zucker, Zuckerwaren und Marmeladen.
- Erst wenn der Durchfall nachläßt, kann man die Diät um Dinkelgrieß, Dinkelmehl und die daraus zubereiteten Teigwaren (zum Beispiel Spätzle, Klöße) erweitern. Außerdem kann man frischen Apfelkuchen, Apfelkompott, gekochte Himbeeren, Kirschen, Brombeeren reichen.
- Zusätzlich für die gesamte Dauer des Durchfalls das Mutterkümmel-Ei-Granulat (Seite 75) einnehmen.

Bei Durchfall verboten: Milch und Milchprodukte

Drei-Tage-Fieberdiät

Bei allen Infekten schaltet der Körper von selbst auf Fieber und Fasten um. Die Temperaturerhöhung dient der Bekämpfung der Erreger und sollte nicht medikamentös unterdrückt, sondern mit der Fieberdiät unterstützt werden.

Fieber nicht medikamentös unterdrücken

So wird's gemacht: Drei-Tage-Fieberdiät
- Erster Tag: Absolutes Fasten. Nichts essen, nur trinken. Ungezuckerten Fencheltee, soviel der Kranke will.
- Zweiter Tag: Nun darf man eine dünne Dinkelgrießsuppe mit etwas Salz und Petersilie essen. Auch Dinkelspätzle oder Dinkelnudeln. Dinkelzwieback soviel man essen mag, am besten in Tee getaucht. Dazu mit viel Wasser gekochte Apfelstücke (kein Apfelmus) und das Wasser mitgetrunken.
- Dritter Tag: An diesem Tag kann man Hühnerbouillon und etwas Hühnerfleisch essen. Auch gelöschter Wein (Seite 37) ist ein gutes Getränk. Es gibt nur Äpfel, keine anderen Früchte, am besten wieder Apfelstücke in Wasser gekocht.

Wenn der Durchfall nachläßt: Apfelkompott mit Himbeermus

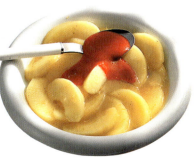

Dinkelkur

Dreimal täglich Dinkel – in beliebiger Form gegessen – schützt vor Übersäuerung des Blutes, sorgt für eine gute Durchblutung, schützt die Schleimhäute, verhin-

> **So wird's gemacht: Dinkelkur**
> morgens: Dinkelhabermus (Seite 69)
> Mittags: Dinkelreis oder
> Dinkelnudeln oder
> Dinkelspätzle oder
> Dinkelgrießsuppe mit Gemüse,
> Kopfsalat mit Dinkelkörnern
> (Seite 73)
> abends: Dinkelbrot mit vegetarischem
> Brotaufstrich

dert die Verklumpung der Blutkörperchen und damit Thrombose- und Emboliegefahr sowie die Verengung von Blutgefäßen, die zu Arteriosklerose führen kann. Bereits mit einer Scheibe Dinkelvollkornbrot wird genügend Gallensäure neutralisiert, so daß Sodbrennen und Magenschmerzen verschwinden.

Das Hildegard-Fasten

Mit dem Fasten erreicht man sowohl eine neue Einstellung zur gesunden Ernährung als auch eine Veränderung des Lebensstils. Hildegard empfiehlt das Fasten bei 28 von 35 seelischen Krankheiten (Seite 10): »*Die Seele wird von ihren Lastern und Vorurteilen befreit, und der Körper von seinen Gift- und Schlackenstoffen gereinigt*«. Damit wird das Fasten zum Universalheilmittel für Leib und Seele.
Als meßbare Erfolge normalisieren sich Blutdruck, Cholesterin-, Blutzucker- und Harnsäurewerte. Suchtmittel werden überflüssig. Das Herz wird spürbar entlastet, Angina-pectoris-Schmerzen lassen nach und überflüssige Pfunde purzeln.

> **So wird's gemacht: Hildegard-Fasten**
> • Entlastungstage. Zwei Tage lang auf eiweißreiche Kost (Wurst, Fleisch), auf Genußmittel (Kaffee, Zigaretten, Alkohol) sowie unnötige Medikamente verzichten. Nur Obst (am besten Äpfel) und Gemüse. Fastenkeks (in der Apotheke erhältlich, 1 Keks vor dem Aufstehen) sorgt für gründliche Darmentleerung. Ein Einlauf reinigt anschließend den Darm.
> • Fastentage. Erlaubte Speisen und Getränke:
> – Dinkelkaffee, Fencheltee
> – Dinkel-Gemüse-Grießsuppe
> – Obstsäfte (Quitte, Apfel), Kräutertees
> • Kostaufbau. Das Fasten ist besonders wirksam, wenn in den Tagen nach dem Fasten die Ernährung auf vegetarische Kost umgestellt wird.

Edelsteine und ihre Wirkung

Edelsteine haben einen festen Platz im Alten und Neuen Testament und die Großen in Kirche und Welt haben Edelsteine getragen, um ihre Ausstrahlungskraft und ihren Einfluß zu verstärken. Nach Hildegard sind Edelsteine die Geschöpfe des ersten Schöpfungstages. Auf ihre Materie traf die himmlische Schöpfungsenergie und machte sie zu Energieträgern, die nützliche und heilende Energien in Form von Schwingungen aussenden.
Die jedem Edelstein eigene Schwingung öffnet darüber hinaus – wie ein Schlüssel passend zum Schloß – bestimmte, normalerweise nicht beeinflußbare Bereiche der Seele. Seele und Edelstein erkennen einander gleichsam in ihrer himmlischen Herkunft wieder und verstärken gegenseitig ihre Energie. So können sie im Organismus Heilungsprozesse bewirken, die durch materielle Heilmittel nicht beeinflußbar sind.

Edelsteine für mehr Ausstrahlungskraft und Einfluß

Heilprozesse, die anders nicht möglich sind

Amethyst

Hilft bei: frischen Schwellungen, Hämatom, Überbein, Tennisellbogen, Schleimbeutel-Schwellung, Bindegewebszysten. Mit dieser Behandlung verschwinden Alters- und andere Flecken im Gesicht besonders gut. Auch bei Warzen lohnt sich ein Versuch, oft verschwinden sie narbenlos. Bei Schleimbeutel-Schwellungen an den Gelenken wird der Stein im Wechsel mit Wermutöl (Seite 82) angewendet.
• Anwendung je nach Erkrankung:
– Bei Schmerzen und Schwellungen nach einem Schlag: Amethyst mit Speichel befeuchten und über die Schwellung streichen.
– Bei Flecken im Gesicht, bei Warzen, als Gesichtshaut-Kosmetik: Mit dem bespeichelten Amethyst die Flecken im Gesicht einreiben. Den Stein über heißes Wasser halten und – mit Kondenswasser befeuchtet – 15 Minuten in eine Schale Wasser geben. Mit dem Wasser das Gesicht oft waschen.

»Wenn einem Menschen irgendwo an seinem Körper eine Schwellung (Geschwulst) entsteht, befeuchte er den Amethyst mit seinem Speichel, und bestreiche die Stelle der Schwellung überall, und die Geschwulst wird kleiner und vergeht.«

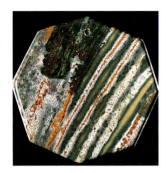

Der Jaspis kann durch mineralische Beimengungen unterschiedlich gefärbt sein.

Jaspis

Hilft bei: a) Schwerhörigkeit durch Katarrh oder Kinderkrankheiten, Ohrensausen. Durch die Behandlung kann auch Ohrenwasser verschwinden, so daß das Trommelfell nicht durchstochen und mit einem Röhrchen entwässert werden muß.
b) Herzrasen, Herzrhythmusstörungen und Herzschmerzen.
• Anwendung: a) Verwenden Sie eine Jaspis-Olive mit einem Silberkettchen, damit der Stein nicht zu tief ins Ohr rutscht. Verfahren Sie so, wie bei Hildegard angegeben (oberer Kasten). Behandeln Sie täglich etwa 10 bis 15 Minuten, wobei Sie mehrmals zwischen gesundem und betroffenem Ohr abwechseln. Die Anwendung sollte mehrere Wochen lang durchgeführt werden, bis das Leiden verschwindet.
b) Eine Jaspisscheibe (rund oder achteckig, Durchmesser 5 bis 6 cm, Dicke 0,5 bis 1 cm, eine Seite poliert, Foto oben) mit der polierten Seite auf die Haut über dem Herzen legen.

> »Wenn ein Mensch taub ist, dann bringe er den Jaspis an den Mund und behauche ihn mit warmen Atem, damit er davon feucht und warm wird. Dann stecke er ihn sogleich ins Ohr, bis das Ohr davon warm wird... So wird er das Hören wieder erlangen.«

Topas-Wein

Hilft bei: Sehschwäche, beginnendem grauem und grünem Star, bei erhöhtem Augeninnendruck. Ersetzt Augentropfen (Betablocker), wenn der Augendruck durch die Behandlung mit Topas-Wein wieder normal wird.
• Anwendung: Einen Goldtopas wie bei Hildegard beschrieben (unterer Kasten) für 3 Tage und 3 Nächte in ein Likörglas mit Wein legen. 5 Tage mit dem derart präparierten Topas die Augenlider befeuchten. Dann neuen Goldtopas-Wein herstellen. Kurmäßig im Rhythmus 4 Wochen Einnahme und 2 Wochen Pause wiederholt einnehmen. Zeigen Sie bei dieser Behandlung etwas Geduld.

> »Wer schlecht sieht, lege einen Topas 3 Tage und 3 Nächte in reinen Wein, und wenn er dann nachts schlafen geht, bestreiche er mit diesem feuchttriefenden Topas seine Augenlider, sodaß auch etwas Flüssigkeit das Augeninnere berührt, ... und das klärt deine Augen auf wie das allerbeste Augenmittel.«

Spirituelle Psychotherapie

Mit ihrem Buch »Liber Vitae Meritorum« schuf Hildegard von Bingen eine eigene Psychotherapie. Ihr Ziel ist es, dem Menschen zum vollen Besitz seiner Persönlichkeit und dem bewußten Erkennen und Akzeptieren seiner Stärken und Schwächen zu verhelfen. Diesen Themen widmen sich heute auch Psychosomatik und Psychoneuro-Immunologie, durch die wir um die Zusammenhänge zwischen seelischer und körperlicher Krankheit – vor allem bei Immunschwäche – wissen. Als Ursachen psychischer Störungen sieht Hildegard vorrangig den Unglauben sowie den Verlust von Wertmaßstäben. Beides führt ihrer Ansicht nach dazu, daß Entscheidungen entweder dem Zufall überlassen oder – noch schlimmer – abhängig von fremden Einflüssen getroffen werden. So wird das Unterbewußtsein zum Tummelplatz fremder Mächte, was zu Ängsten, Neurosen und Psychosen führt.

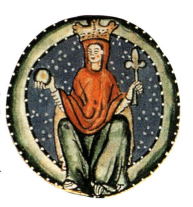

Auch die Hildegard-Psychotherapie ist in Visionen entstanden.

Auch bei psychischen Erkrankungen liegt das heilende Prinzip im Menschen selbst verborgen (Kasten).
Wir selbst entscheiden, ob wir als Weg zur Lösung unserer Probleme in eine Krankheit flüchten oder uns den Problemen stellen.

> »Oh Mensch, sieh den Menschen an!
> Der Mensch hat nämlich Himmel und Erde
> und alles, was geschaffen ist,
> in sich in einer Gestalt vereinigt,
> und alles liegt in ihm verborgen.«

Zur Unterstützung der eigenen Kräfte beim Heilungsprozeß sind nach Hildegard geeignet:
• Die Rückkehr zum Glauben.
• Das Fasten (Seite 58) wird von Hildegard bei der Mehrzahl der seelischen Risikofaktoren (Seite 10) empfohlen und erweist sich damit als universelles Heilmittel.
• Das Erkennen der eigenen Schwachstellen und ihr Ausgleich durch positive Kräfte. Da »*hinter jeder Schwäche eine Stärke steckt*«, können Krankheiten und sogar Schicksalsschläge die nötige Information zu ihrer Heilung liefern: Für jede der 35 seelischen Risikofaktoren (»Laster«, Seite 10) beschreibt Hildegard das zugeordnete psychische Heilmittel (»Tugend«), mit dem die Schwäche ausgeglichen

Hinter jeder Schwäche steckt eine Stärke

werden kann. Die Tugenden sind gleichzeitig Wertmaßstäbe, die Stabilität verleihen und nach denen wir unser Leben ausrichten sollen. Beim Erkennen Ihrer Schwächen und der Wahl des Mittels sollte Ihnen ein Hildegard-Therapeut zur Seite stehen.

Musik und Tanz

Musik und Tanz als heilende Kräfte

Die »Symphonie der Seele« ist bei Hildegard ebenso ein Schlüsselbegriff wie die »Lebenskraft« (Seite 89). Hildegard hörte in ihren Visionen Lobgesänge der Engel, Klagelieder über die Menschen und Wechselchöre der göttlichen Heilkräfte. Zwischen 1150 und 1158 entstanden daraus 77 Loblieder auf die Großen des Glaubens und das Wunder der Schöpfung. Mit ihrem Tanz-Singspiel »Ordo virtutum« hat Hildegard Tanz, Bewegung und Musik als heilendes Mittel für den »aus der Ordnung gefallenen« Menschen verwendet. Wie kein anderes Mittel sind Tanz und Musik in der Lage, den Menschen wieder in innere und äußere Harmonie zu bringen. Durch die Heilkräfte der Musik verschwinden Depressionen, Schmerzen, Migräne, Verkrampfungen, Koliken und Schlaflosigkeit.

So wird's gemacht: Musik und Tanz
Gruppenkurse für meditativen Tanz, Reigentänze, Volkstanz und Bauchtanz werden von allen Volkshochschulen oder Musikschulen angeboten. Hier können Sie lernen, sich (wieder) bewußt zu bewegen.

So wird's gemacht: Meditation
Versetzen Sie sich gedanklich in die Mitte der neun Kreise (Foto Seite 64), die wie ein pulsierendes Magnetfeld spirituelle Kraft besitzen. Lassen Sie nun alle Chöre um sich herum ihre Energie abgeben. Zusätzlich können Sie eine meditative Atmosphäre schaffen, indem Sie Kerzen anzünden, klassische oder Hildegard-Musik hören und den Duft heilender Kräuter verwenden, beispielsweise Lavendel, Rose, Lilie oder Weihrauch.

Meditation

Gebet und Meditation öffnen die rechte – spirituelle – Gehirnhälfte, mit der wir unser Nervensystem »auftanken«, kreativ werden und uns an Leib und Seele regenerieren, um für den

Alltag fit zu sein. Das Hildegardische Kreisbild der neun Engelschöre (Foto Seite 64) ist eine Einladung zur Meditation.

Ausleitungstherapien

Die Ausleitung schädlicher Stoffe ist heute so aktuell wie noch nie. Was Hildegard als schlechte Säfte benennt, kennen wir in der modernen Medizin als
• Schadstoffe durch Ernährungsfehler (mali humores)
• Umweltschadstoffe oder Noxen (noxii humores)
• Toxine: die giftigen Ausscheidungsprodukte von Bakterien, Viren, Hefepilzen (infirmi humores).
Hildegard hat für die Ausleitung schädlicher Stoffe eine Reihe hilfreicher Verfahren beschrieben.

Aderlaß

Diese über 1000 Jahre alte Methode wird von Hildegard besonders hoch gelobt. Sie empfiehlt den Aderlaß zum Anregen der Selbstheilungskräfte, vor allem bei langjährig bestehenden chronischen Erkrankungen, wenn die Selbstheilung blockiert ist.

Der Aderlaß wird einmal jährlich in der Zeit nach dem Vollmond durchgeführt, aus einer Vene in der Armbeuge werden dann zirka 150 Milliliter Blut entnommen.

Durch die Entnahme wird das Blut verdünnt und fließfähiger. Wie wissenschaftliche Studien zeigen, können so Schlaganfall und Thrombosegefahr verhütet werden. Darüber hinaus reguliert der Aderlaß den Stoffwechsel, senkt Blutdruck und Cholesterin. Auch Entzündungsvorgänge im Körper können dadurch – oft schlagartig – zum Stillstand kommen. Aus dem beim Aderlaß entnommenen Blut kann man nach Hildegard auf einfache Weise Vorhersagen über den Krankheitsverlauf gewinnen.

Der Aderlaß kann nur von einem Arzt oder Heilpraktiker durchgeführt werden.

> **Bitte beachten Sie**
> Der Aderlaß darf vom Therapeuten nicht durchgeführt werden bei
> • Blutarmut,
> • körperlicher Schwäche,
> • akuten Infektionskrankheiten,
> • Angina pectoris-Anfällen.

Die neun Chöre der Engel rühmen den Herrn.
Die äußeren zwei Kreise: Chöre der Engel und Erzengel (symbolisch für Leib und Seele). Die darunter liegenden fünf Kreise stellen die fünf Sinnesorgane dar: den Augensinn (symbolisch für die Kräfte), das Gehör (für die Mächte), den Geruchsinn (für die Fürsten), den Geschmacksinn (für die Heerscharen) und die Haut (dargestellt als Energie der pulsierenden Regenbogen in den Thronen).
Die innersten Kreise: die Geduld (die Kraft der Seraphine) und das Gottvertrauen (die Cherubine).

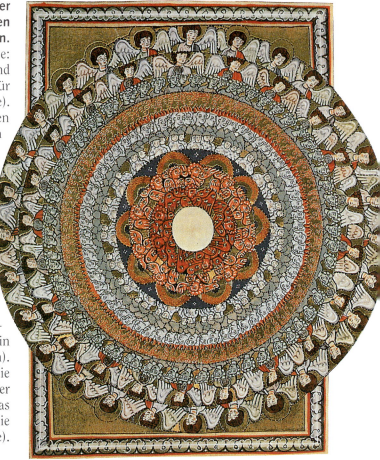

Schröpfen reinigt das Bindegewebe

Schröpfen

Das Schröpfen dient der Reinigung des Bindegewebes und der Anregung der Organe über die Headschen Zonen. Dies sind Hautbereiche, die seit der Embryonalentwicklung mit bestimmten Organen in Verbindung stehen. Die Haut wird angeritzt und mit einem Vakuum-Schröpfkopf Blut angesaugt. Mit dem austretenden Blut werden an dieser Stelle Schmerz-, Schlacken- und Entzündungsstoffe entfernt. Die Methode zeigt sofortige Heilerfolge bei fast allen Beschwerden des Kopfes (Kopfschmerzen, Sehstörun-

gen, Ohrengeräusche, Geschmacks- und Geruchsverlust), der Brustorgane (Bronchitis, Verschleimung, Asthma) sowie bei Rückenschmerzen, Ischialgien, Lymphstau und Krampfader-Beschwerden.
Das Schröpfen können nur erfahrene Ärzte oder Heilpraktiker durchführen.

Moxibustion
Die Moxibustion ist ein Verfahren zur Hitzeheilung. Hierzu wird eine brennende Beifuß-Zigarre in die Nähe des größten Schmerzpunktes gebracht und – ohne die Haut zu verbrennen – so lange belassen, bis sich um den Schmerzpunkt ein roter Hof bildet als Zeichen verbesserter Durchblutung. Moxibustion ist eine Sofort-Methode bei Schmerzen in den Gelenken, zur Ausleitung und Beseitigung von krankmachenden Säften und zur Entschleimung.
Auch diese Maßnahme muß Ärzten oder Heilpraktikern überlassen werden.

Keine Angst vor Verbrennungen!

Heilung durch den Glauben

Hildegard nennt den Glauben an Gott »quasi medicina«, wirksam wie Medizin. Kein Mensch kann heilen, auch kein Arzt oder Heilpraktiker. Was heilt, liegt im Inneren eines jeden Menschen selbst verborgen. Bereits in ihrem ersten Buch »Wisse die Wege« beschreibt Hildegard diese geheimnisvollen Heilkräfte, mit denen die körpereigene Abwehrkraft gestärkt und der Wille, wieder gesund zu werden, gefördert werden. In diesem Wissen liegt die ganze Weisheit der Medizin. Mit den inneren Heilkräften steuert die Seele vom Uranfang an in jedem Geschöpf den Heilungsprozeß des Körpers. Wer um diese Kräfte weiß, kann sie durch Gebet und Meditation aktivieren, anregen, freisetzen – er kann sie aber auch aus Unkenntnis blockieren und ihnen im Wege stehen.

Heilkräfte durch den Glauben freisetzen

Hildegard-Rezepte

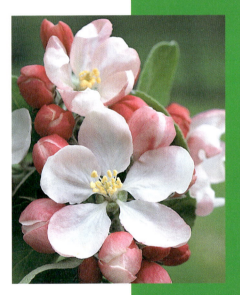

Es ist erstaunlich, wie gut gerade die Zivilisationskrankheiten unserer Zeit mit Hildegard-Methoden behandelt werden können. Alle Rezepte Hildegards basieren auf einer kosmischen Symmetrie, auch Mengen sind nach dem Prinzip geometrischer Reihen angegeben. Damit ergibt sich eine Wirksamkeit, die auf Naturgesetzen beruht. Jede Veränderung der Rezepte stört diese Harmonie und somit die Wirksamkeit.

Foto: Apfelblüten

Zum Einnehmen

Die meisten Rezepte habe ich unserem Sprachgebrauch angepaßt, um Fehler bei der Zubereitung der Mittel zu vermeiden. Originaltexte zum Vergleich finden Sie in den farbigen Kästen. Der Vollständigkeit halber genannt sind alle Anwendungsbereiche; Beschwerden, die sich zur Selbstbehandlung eignen, sind auf den Seiten 17 bis 43 zusammengestellt. Hildegard-Produkte sind apothekenpflichtig; führt Ihre Apotheke sie nicht, wird man sie Ihnen bestellen (Bezugsadressen Seite 90).

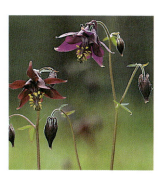

Die Akelei: Heilwirkung besitzen Blätter und Samen.

Akelei-Urtinktur
Hilft bei: Virusgrippe, Kinderfieber, Masern, Röteln, Mumps, Windpocken, Herpes, Angina, Allergiefieber, Lymphknotenschwellung, Polypen, Lymphdrainage; Fiebermittel.
• Zubereitung: Wie bei Hildegard (Kasten), fertig in der Apotheke erhältlich.
• Anwendung: 3mal täglich 5 bis 10 Tropfen, Kinder 3mal täglich 3 Tropfen, vor dem Essen einnehmen.

»Wer Fieber hat, presse den Saft der Akelei aus und gebe dazu etwas Wein. Das trinke er oft, und es wird ihm besser gehen.«

Andorn-Kräutermischung
Hilft bei: Virusgrippe, Erkältung, Halsweh, Heiserkeit, Stimmverlust, Husten. Das Andorn-Grippe-Elixier »putzt« die schlimmsten Folgen einer Virusgrippe weg.
• Zubereitung: 3 Eßlöffel von dem Kräutergemisch für 3 bis 4 Minuten im Wein aufkochen und absieben. In der Thermoskanne aufbewahren.
• Anwendung: Kinder bis zum 6. Lebensjahr mehrmals täglich 1 Teelöffel, Kinder bis zu 12 Jahren 1 Eßlöffel. Erwachsene 1 bis 3 Tassen täglich.

10 g Andornkraut
30 g Fenchelkörner
30 g Dillkraut
30 g Königskerzenblüten
1 Liter Süß- oder Kabinettwein

Andorn-Rahmsuppe
Hilft bei: Rachenkatarrh, chronischen Entzündungen der Mandeln, des Rachens und des Kehlkopfes.
• Zubereitung: Andornkraut in Wasser 3 Minuten lang aufkochen, absieben, Sahne oder Butter hinzufügen und mit Wein nochmals 2 Minuten aufkochen.

1 Eßlöffel Andornkraut
1 Tasse kaltes Wasser
1–2 Eßlöffel Butter oder Sahne
1/4 Liter Südwein

- Anwendung: Warm schluckweise trinken, 1- bis 2mal täglich 1 Woche lang.

Aronstabwurzel-Wein
Hilft bei: Klimakterischen Beschwerden, Depression, Hitzewallungen, Stimmungsschwankungen, Nervenschwäche, Schlaflosigkeit.

12 g Aronstabwurzeln
1 Liter Wein

- Zubereitung: Die Aronstabwurzeln mit dem Wein 5 Minuten aufkochen, abfüllen.
- Anwendung: 1- bis 3mal täglich 1 Likörglas (20 ml).

Bärwurzbirnhonig
Hilft bei: Migräne, Blähungen, zur Darmsanierung, gegen Candida-Infektionen und Schimmelpilze, die Migräne auslösen können.

»Das ist das köstlichste Latwerge und wertvoller als Gold und nützlicher als reinstes Gold, weil es die Migräne vertreibt und die Blähungen mindert … und der Mensch innerlich so gereinigt, wie wenn man einen Topf vom Schimmel reinigen würde.«

Bärwurz-Mischpulver:
35 g Bärwurzpulver
28 g Galgantpulver
22 g Süßholzpulver
15 g Bohnenkraut

- Zubereitung: 8 Birnen ohne Kerngehäuse weichkochen, Wasser verwerfen, mit 8 Eßlöffel abgeschäumtem Honig (Honig im Wasserbad erhitzen, mit Gabel stark umrühren, Abschaum verwerfen) und dem Bärwurz-Mischpulver zu Mus verrühren. Kühl stellen.
- Anwendung: 3mal täglich auf Brot über 3 bis 4 Wochen einnehmen.

Bibernell-Mischpulver
Hilft bei: Brechreiz, Reisekrankheiten, Schwangerschaftserbrechen.
Das Mittel kann man auch bei Säuglingen und Kleinkindern sowie in der Schwangerschaft erfolgreich einsetzen.

»Wer an Erbrechen leidet, nehme Mutterkümmel … Pfeffer und … Bibernell und pulverisiere das zusammen. Dann nehme er Dinkelmehl, mische es unter dieses Pulver. Bereite mit Eigelb und ein wenig Wasser Kekse. Diese Kekse soll er essen.«

Bibernell-Mischpulver:
62 g Mutterkümmel
22 g weißer Pfeffer
16 g Bibernellpulver

- Zubereitung: Alle Zutaten mischen.
- Anwendung: Mehrmals täglich 1 bis 2 Messerspitzen Bibernell-Mischpulver auf Brot essen. Besonders wirksam sind die bei Hildegard beschriebenen Bibernell-Kekse (Kasten) oder aus der Bibernellmischung mit Eigelb, Dinkelmehl und Wasser hergestellte Pfannkuchen.

Brombeer-Elixier
Hilft bei: Verschleimung, Husten.
• Zubereitung: Alle Zutaten mischen, aufkochen, absieben.
• Anwendung: 3mal täglich 1 Likörglas nach dem Essen.

9 g Bertram
7,5 g Brombeerblätter
2 g Ysop
5 g Origano (Dost)
10 g Honig
250 ml Wein

Dinkel
Hilft bei: Sodbrennen, Magenschmerzen, Gastritis, Depression, Verstopfung, Divertikulose, Darmschleimhautentzündung.
• Anwendung: Dreimal täglich Dinkel in beliebiger Form (Seite 58) essen.

Dinkelganzkörner-Kur
Hilft bei: Obstipation, Unterernährung, Anorexie; gegen Unterernährung bei Krebs und AIDS sowie bei Diabetes; als Kost für Sterbende und Schwerkranke.
• Zubereitung: Dinkel butterweich kochen, mit Butter und Eidotter lasieren, mit etwas Salz abschmecken. Zusammen mit Fencheltee reichen.
• Anwendung: Diese Kost braucht kaum gekaut zu werden, denn sie rutscht von alleine.

Dinkel als Körner, Grütze, Graupen, Kernotto (= halb-geschälter Dinkel), Habermus, Vollkornmehl-Teigwaren

Dinkel-Habermus mit Edelkastanien
Hilft bei: Magen-Darm-Geschwüren; Kräftigungsmittel.
• Zubereitung: 1 Teelöffel des Süßholzwurzel-Mischpulvers morgens ins Habermus (körnig zerknackte Dinkelkörner ohne Mehlbildung) geben, mit Edelkastanienmehl aufkochen.
• Anwendung: 4 bis 6 Wochen lang zum Frühstück essen.

Süßholzwurzel-Mischpulver:
60 g Süßholzwurzelpulver
40 g Engelsüßpulver

Habermus
Edelkastanienmehl

Edelkastanien
Helfen bei: Kopfschmerzen wegen Durchblutungsstörungen, Gehirnschwund, Cerebralsklerose.
• Zubereitung: Kastanien mit dem Messer einritzen, auf einem Backblech mit etwas Wasser bei hoher Temperatur weichbacken, bis sie aufplatzen. Schälen und als Maronen zum gelöschten Wein (Seite 37) reichen. Bereits geschälte Edelkastanien in Wasser weichkochen. Als Beilage servieren.
• Anwendung: täglich 3 bis 6 Edelkastanien.

Edelpelargonien-Mischpulver

Hilft bei: Schnupfen, Husten, Heiserkeit, Kopfweh nach Virusinfektion, Herzschwäche, Herzschmerzen als Grippefolge; Grippeschutzmittel.

Dieses Mittel behandelt die gesamte Grippesymptomatik und verhindert Komplikationen. Es gehört in jede Hausapotheke (Seite 88). Ist die Grippe massiv, dann hilft die Andorn-Kräutermischung (Seite 67) weiter.

30 g Edelpelargonien-pulver
20 g Bertrampulver
10 g Muskatpulver

- Zubereitung: Die Zutaten miteinander mischen.
- Anwendung: je nach Erkrankung.
– Bei Kopfschmerzen 3 Messerspitzen Pulver mit etwas Salz auf einer Scheibe Brot essen oder aus der Hand schlecken.
– Bei Grippeherzschmerzen das Pulver mit Brot oder durch Auflecken aus der Hand essen.
– Bei Schnupfen das Pulver an die Nase halten, nur den Duft einatmen.
– Bei Husten aus Mehl und dem Pulver kleine Kuchen formen, in einer Pfanne unter Beigabe von etwas Butter erhitzen, vor und nach der Mahlzeit essen.
– Bei Heiserkeit und Halsweh das Pulver in Wein kurz aufkochen, trinken.
– Bei Darmgrippe, Blähungen das trockene Pulver über Salat oder anderes Essen streuen.

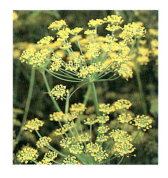

Fenchel

Fenchel-Dill-Kräuter

Helfen bei: Schwerem Schnupfen, chronischer Stirnhöhlen- und Nebenhöhlen-Infektion, Heuschnupfen.

20 g Fenchelkraut
80 g feine Dillspitzen

- Zubereitung: Die Kräuter mischen und 1 Eßlöffel davon auf Tonscherben (Blumentopfscherben) auf der Herdplatte verräuchern.
- Anwendung: Den Rauch einatmen und die Pflanzenasche auf Brot essen. Täglich 1mal über 1 bis 2 Wochen.

Fenchel-Mischpulver (Sivesan)

Hilft bei: Verdauungsbeschwerden (Universalheilmittel bei Magen-Darm-Leiden), häufigen Schweißausbrüchen; zur Verbesserung von Stoffwechsel und Kreislauf, zur Rekonvaleszenz nach Krankheiten und Operationen, verleiht gute Gesichtsfarbe.

16 g Fenchelsamen
8 g Galgantpulver
4 g Diptampulver
2 g Habichtskrautpulver

- Zubereitung: Alle Zutaten miteinander mischen.
- Anwendung: 2 bis 3 Messerspitzen in ein Likörglas mit warmem Wein, nach dem Mittagessen trinken.

Fenchelsamen
Hilft bei: Sodbrennen, Stuhlverstopfung, Mund- und Körpergeruch. Fenchel neutralisiert in jeder Anwendungsform Gallensäure (Schwarzgalle, Seite 90), reinigt Magen und Darm von Fäulnisstoffen, mindert Eiterungen, verhindert Mundgeruch und klärt die Augen.
• Anwendung: Als Fencheltee, Fenchelgemüse oder Fencheltabletten (3 bis 5 vor dem Essen) anwenden.

Flohsamen
Hilft bei: Verstopfung, Colitis, Divertikulose. Zur Entgiftung, Vorbeugung bei Entzündungen in Magen und Darm; als Schutz vor Magen- und Darmkrebs. Im Gegensatz zu den Leinsamen, die Mineralien und Vitamine aus dem Darm aussaugen und dem Körper unzugänglich machen, quillt der Flohsamen zu einem milden Schleim, der Magen- und Darmschleimhaut schützt und heilt, Gallensäure aufsaugt und entgiftet.
• Anwendung: Bei jeder Mahlzeit 1 Teelöffel Flohsamen über das Essen streuen, viel Fencheltee dazu.

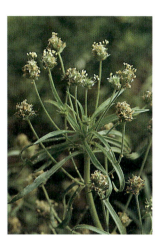

Flohsamen – die Samen des Knöterich, der im Volksmund neben anderen auch den Namen Flohkraut trägt.

Flohsamen-Wein
Hilft bei: Fieberhaften Allergien. Die Quell- und Schleimstoffe nehmen in Magen und Darm allergene Stoffe auf und sorgen für deren Ausscheidung.
• Zubereitung: Zutaten 5 Minuten kochen, absieben.
• Anwendung: 3mal täglich 1 Likörglas vor dem Essen.

3 Eßlöffel Flohsamen
1 Liter Wein

Galgant
Hilft bei: Roemheld-Syndrom, Herzschmerzen, Herzschwäche, Angina pectoris-Anfall. Galgant in Form von Galgant-Tabletten 0,1 g ist das am zuverlässigsten wirkende Mittel gegen alle akuten Herzschmerzen.
• Anwendung: 1 Tablette Galgant auf der Zunge zergehen lassen, bis die Beschwerden nachlassen. Gegebenenfalls nach 5 Minuten wiederholen, eventuell 1 Likörglas Petersilienhonigwein (Seite 76) hinterher.

Galgant in Himbeerwasser
Hilft bei: Grippefieber, Virusfieber, Kinderfieber.
• Zubereitung: Die Tabletten im Himbeersaft auflösen, gegebenenfalls den ausgepreßten Saft einer halben Zitrone hinzufügen.

1 bis 2 Galgant-
Tabletten 0,1 g
1 Glas Himbeersaft

• Anwendung: Einmal täglich bis in den Herbst und Winter hinein trinken.

Galgantwurzel-Wein

1 Eßlöffel Galgantwurzel
1 Glas Wein

Periodenschmerzen, Dysmenorrhoe, Nervenschmerzen, Ischialgie. Galgant verhindert die Prostaglandin-Synthese, wodurch es eine entzündungshemmende Wirkung entfaltet. Dadurch verschwinden auf elegante Weise die Beschwerden.
• Zubereitung: 1 Eßlöffel Galgantwurzel in 1 Glas Wein 3 Minuten aufkochen.
• Anwendung: Mehrmals täglich warm, schluckweise trinken.

Goldkur

Hilft bei: Rheumaschmerzen, Polyarthritis; als Schutz vor Virusgrippe (rechtzeitig im Oktober-November genommen); Universalmittel zur Regulierung der Abwehrkraft. Das Gold bleibt – ohne in den Blutkreislauf zu gelangen – einige Monate im Darm und wird langsam wieder ausgeschieden.

1,2 g naturreines Nuggetgold gepulvert
2 Eßlöffel Dinkel- oder Weizenvollkornmehl
2 Eßlöffel Wasser

• Zubereitung: Zutaten miteinander verkneten. Den Teig halbieren, die eine Hälfte bei 180 °C in 5 Minuten zu Keksen verbacken.
• Anwendung: Am ersten Tag den übrigen Teig und am zweiten Tag die Kekse eine halbe Stunde vor dem Frühstück essen.

Hirschzungen-Elixier

Hilft bei: Chronischer Bronchitis, Asthma; Leber-Lungenmittel; eines der besten Hildegard-Heilmittel gegen chronische Lungenleiden.

6 g Hirschzungenfarnkraut getrocknet
1 Liter Wein
100 g Honig
5 g langer Pfeffer
20 g Zimtrinde

• Zubereitung: Hirschzungenfarnkraut in Wein kochen, Honig hinzufügen und ein zweites Mal aufkochen. Mit langem Pfeffer und Zimt nochmals aufkochen und abfiltern.
• Anwendung: Kurmäßig in der ersten Woche 3mal täglich 1 Likörglas nach dem Essen, danach vor und nach dem Essen für 6 bis 8 Wochen einnehmen.

Hirschzungenfarn-Pulver

Hilft bei: Kopfschmerzen nach Unfall, Gehirnerschütterung, posttraumatischen Zuständen, Operationen.

- Zubereitung: 1 bis 3 Messerspitzen Hirschzungenpulver in 1 Likörglas mit warmem Wein geben.
- Anwendung: Alle 2 Stunden oder mindestens 3mal täglich über 3 Tage einnehmen. Bei Unfallkopfschmerz 2 bis 3 Messerspitzen voll vor und nach dem Essen aus der Hand auflecken.

Kalbsfußknochenbrühe
Hilft bei: Knochenaufbau von Babies, Kallusbildung nach Knochenbruch, altersbedingtem Verschleiß von Knorpeln, Knochen und Bandscheiben; Osteoporose.
- Zubereitung: Die in Scheiben gehackten Kalbsfüße in kochendem Wasser kurz blanchieren (zur Säuberung, die Brühe wird dadurch klarer), in Salzwasser aufkochen und die in Stücke geschnittenen Karotten und Sellerie dazugeben, 2 Stunden ziehen lassen. Reichlich Liebstöckel und Ysop mitgaren. Die Brühe absieben, mit Muskat und Galgant abschmecken. Mit Grießklößchen, Nudeln oder als Gemüsesuppe servieren. Mit Schnittlauch garnieren.
- Anwendung: 2- bis 3mal wöchentlich.

1 bis 2 Kalbsfüße
1 bis 1 1/2 Liter Salzwasser
2 bis 3 Karotten
1/4 Sellerie
Liebstöckel, Ysop, Muskat, Galgant, frischer Schnittlauch als Gewürz

Königskerzen-Fenchel-Wein
Hilft bei: Heiserkeit, Kehlkopfentzündung.
- Zubereitung: Zutaten mischen, 1 Eßlöffel dieses Gemisches mit dem Wein 2 Minuten abkochen und absieben.
- Anwendung: Mehrmals täglich schluckweise warm trinken, bis die Beschwerden (spätestens nach 2 Wochen) verschwinden.

50 g Königskerzenblüten
50 g Fenchelkörner
1/4 Liter Wein

Kopfsalat
Hilft bei: Verdauungsschwäche, Verstopfung und bei Durchblutungsstörungen des Gehirns, verhütet vorzeitige Gedächtnisschwäche, Alzheimersche Krankheit.
- Zubereitung: Die Zutaten mischen, vor dem Essen ziehen lassen und zum Essen servieren.
- Anwendung: 1mal täglich zum Mittagessen.

1 Kopfsalat
1 Eßlöffel Weinessig
2 Eßlöffel Sonnenblumenöl
2 bis 3 Eßlöffel weichgekochte Dinkelkörner
1 Prise Salz
gegebenenfalls etwas Zucker

Liebstöckel-Dotter-Suppe
Hilft bei: Menstruationsschmerzen, verhaltenem Monatsfluß, prämenstruellen Beschwerden, aussetzender Menstruation.

1 Ei
250 ml Hühnerbouillon
2 Eßlöffel Sahne
1/4 Liter Wein
2 Eßlöffel Liebstöckelsaft-Urtinktur

- Zubereitung: Das ganze Ei in Bouillon verquirlen, alles zusammen aufkochen.
- Anwendung: Einmal täglich vor und nach der Hauptmahlzeit vom Tage des Eisprungs bis zur einsetzenden Menstruation.

Meerrettich-Galgant-Mischung
Hilft bei: Kurzatmigkeit, Stauungsbronchitis, Atemnot, hartnäckigem Husten, Herzschmerzen. Räumt mit dem schlimmsten Husten auf.

1 Eßlöffel Meerrettichblätter getrocknet oder
1 Eßlöffel frisch geriebenen Meerrettich
1 Eßlöffel Galgantpulver

- Zubereitung: Die Zutaten vermischen.
- Anwendung: 1 bis 3 Messerspitzen der Mischung auf Brot vor und nach dem Essen.

Meisterwurz-Wein
Hilft bei: Besonders hohem Fieber, Masern, Scharlach, fieberhafter Lungenentzündung, Hirnhautentzündung, Mandelentzündung; ist das Fieber-Universalmittel.

1 Eßlöffel Meisterwurz geschnitten
1/2 Tasse Wein

- Zubereitung: Zutaten abends ansetzen, über Nacht stehen lassen und am nächsten Morgen mit etwas frischem Wein auffüllen.
- Anwendung: Tagsüber schluckweise trinken. Kleinkinder nur teelöffelweise, Kleinstkinder tropfenweise.

Muskatellersalbei-Trank
Hilft bei: Gastritis, Verdauungsschwäche, Magen- und Darmgeschwüren, Mageneiterung, Appetitlosigkeit. Es handelt sich hier um ein hochwirksames Mittel gegen Gastritis, die bekanntlich unbehandelt in Krebs übergehen kann.

10 g Muskatellersalbeiblätter
1 g Poleiminze
2 g Fenchelsamen
50 g abgeschäumter Honig
1 Liter Wein

- Zubereitung: Die Kräuter 3 bis 5 Minuten mit Wein unter Zugabe von Honig abkochen, absieben und steril abfüllen.
- Anwendung: 1 bis 2 Likörgläser (bei empfindlichem Magen nur teelöffelweise) nach dem Mittag- und nach dem Abendessen nehmen.

Salbei-Blüten

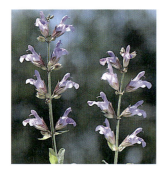

Muskat-Zimt-Nelken-Kekse
Helfen bei: Nervenschwäche, Energielosigkeit, Konzentrationsschwäche, Geruchs- und Geschmacksverlust, Verbitterung, Übersäuerung durch Schwarzgalle (Seite 90).

- Zubereitung: Das Mehl auf die Arbeitsplatte geben, die Butter in Stückchen darauf verteilen. Zucker, Mandeln, Eier und Gewürze zufügen. Alles mit einem großen Messer durchhacken, zusammenkneten und kalt stellen. Nach zirka 30 Minuten den Teig auswalzen, 2 bis 3 mm dicke Plätzchen ausstechen und auf einem mit Backpapier ausgelegten Blech bei 180 bis 200 °C goldgelb backen.
- Anwendung: Täglich 3 bis 5 dieser Gewürzplätzchen, dazu Dinkelkaffee oder gelöschten Wein (Seite 37).

20 g Zimt
20 g Muskat
5 g Nelken
400 g Dinkelmehl
250 g Butter
150 g (brauner) Rohrzucker
200 g süße Mandeln (gemahlen)
2 ganze Eier
etwas Salz
Wasser nach Bedarf

Mutterkraut
Hilft bei: Prämenstruellem Syndrom, Menstruationsbeschwerden, Krämpfen, Darmkoliken.
- Zubereitung Mutterkrautsuppe: Mutterkrautblätter wie Petersilie zerkleinern und mit wenig Butter im Wasser 2 Minuten lang aufkochen. Mit Dinkelmehl oder -grieß, Salz und Bertram zu einer cremigen Suppe köcheln.
- Anwendung Mutterkrautsuppe: 2- bis 3mal wöchentlich einnehmen, bis die Symptome verschwinden.
- Zubereitung Mutterkraut-Salbe: Mutterkraut-Pflanzenbrei oder Mutterkrautsaft mit der Butter zu Salbe verrühren. Wasser abtrennen.
- Anwendung Mutterkraut-Salbe: Den Unterleib einmassieren, bis die Schmerzen verschwinden.

Mutterkraut-Suppe:
Mutterkrautblätter
Butter
1/4 Liter Wasser
1 bis 2 Eßlöffel Dinkelmehl
Salz
1 Messerspitze Bertram

Mutterkraut-Salbe:
20 ml Mutterkraut-Pflanzenbrei oder 2 Eßlöffel Mutterkrautsaft
100 g Butter

Mutterkümmel-Ei-Granulat
Hilft bei: Sommer-Diarrhoe, Colitis, Morbus Crohn; Basismittel gegen Durchfall.
- Zubereitung: Wie bei Hildegard beschrieben das Mutterkümmel-Mischpulver in Eigelb über einer Flamme (nicht über 80 °C) zu Granulat rösten. Das Granulat gibt es als Fertigprodukt in der Apotheke.
- Anwendung: 1- bis 3mal täglich 1 Eßlöffel Granulat auf Dinkelbrot oder Dinkelzwieback durchkauen. Bei normalem Durchfall nur ein Mal, bei Sommer-Diarrhoe 3 bis 4 Tage lang, bei Colitis ulcerosa wochen- oder monatelang 1- bis 2mal täglich.

Mutterkümmel-Mischpulver:
8,5 g Mutterkümmelpulver
1,5 g weißer Pfeffer

> »Wer an Durchfall leidet, nehme Eigelb, nach Entfernen des Eiweißes, schlage es in einer Tasse schaumig. Ist das geschehen, gibt Mutterkümmel und ein wenig zerriebenen Pfeffer dazu, gebe es wieder in die Eischale zurück und röste es am Feuer.«

Petersilien-Honig-Trank
Hilft als: Universalherzmittel zur besseren Durchblutung, Basistherapie bei Altersherz; zur Entgiftung der Milz, Schmerzen nach Herzinfarkt.

10 Blätter Petersilie
2 Eßlöffel Weinessig
80–150 g Honig
1 Liter Kabinettwein (rot)

• Zubereitung: Petersilie, Weinessig und Wein 5 Minuten lang aufkochen, anschließend Honig hinzugeben, nochmals 5 Minuten aufkochen. Abschäumen, absieben und steril abfüllen.
• Anwendung: Täglich 1- bis 3mal ein Likörglas voll nach dem Essen oder nach der Einnahme von Galgant- oder Fenchel-Galgant-Tabletten.

Pflaumenkern-Kur
Hilft bei: Keuchhusten, Reizhusten, trockenem Husten, hartnäckigem Grippehusten. Kein anderes Mittel heilt Keuchhusten in sechs Tagen.

40 getrocknete
Pflaumenkerne
1/4 Liter Wein
Dinkelgrießsuppe

• Zubereitung: Die Pflaumenkerne ohne Schale in den Wein legen, bis sie gequollen sind. 6 gequollene Kerne zerhacken und mit 3 Eßlöffel vom Wein mit einer Dinkelgrießsuppe aufkochen.
• Anwendung: Täglich 3 bis 6 gequollene Kerne kauen und zur Suppe essen. Die Kur dauert 3 bis 6 Tage. Bei Kleinkindern (ab 2 Jahre) gibt man täglich so viele kleingehackte Pflaumenkerne wie die Kinder Lebensjahre zählen.

Quendel oder Feldthymian (Thymus serpyllum)
Hilft bei: Ekzemen. Alle Hautausschläge müssen von innen heraus ausgeheilt werden, sonst schlagen sie nach innen und verursachen andere Beschwerden.
• Zubereitung: Besonders beliebt als Quendel-Dinkelgrießsuppe oder als Salat aus gekochter Roter Bete mit Quendel gewürzt. An alle Fleisch- und Gemüsegerichte kann man 2 bis 4 Messerspitzen Quendel-Gewürz geben und mitkochen (kein Rohgewürz).
• Anwendung: Bis zur Heilung täglich essen.

Rainfarnpulver
Hilft bei: Schnupfen, Husten, Heiserkeit, Katarrh, chronischer Nebenhöhlenentzündung, trockenem Keuchhusten, Pseudokrupp, Auswurf, Ausfluß.
Die vor der Blüte geernteten Rainfarnblätter sind vollkommen ungiftig, sie enthalten kein Thujon. Das

Rainfarn-Pulver in der Zubereitung mit Dinkelmehl ist ein ausgezeichnetes Mittel für lymphatische Kinder (verrotzt, verheult, verquollen), die bei jeder Erkältung mit überschießender Schleimproduktion reagieren.
- Rainfarnmehlsuppe: 1 bis 2 Eßlöffel Rainfarnmehl mit kaltem Wasser glattrühren, in kochendes Salzwasser einrühren, mit Butter als Suppe essen.
- Rainfarn-Bouillon: 1 Eßlöffel Rainfarnmehl mit 1 Ei, 1 Eßlöffel Dinkelgrieß und 1/2 Liter Hühnerbouillon zu einer Suppe aufkochen, mit Salz abschmecken.
- Rainfarn-Pfannkuchen: 3 Eßlöffel Rainfarnmehl mit einem Ei und etwas Wasser zu Pfannkuchenteig verrühren, in etwas Butter braunbacken.
- Rainfarn-Rührei: 2 Teelöffel Rainfarnmehl mit 1 bis 3 Eiern unter Zugabe von ein wenig Wasser zu Rührei verrühren und in Butter backen.
- Rainfarnmehlschwitze: Aus 1 bis 2 Eßlöffel Rainfarnmehl und Butter eine goldbraune Mehlschwitze bereiten und mit etwas Wasser ablöschen. Zu Bohnen oder gedünsteten Fleischgerichten als Soße hervorragend geeignet.
- Anwendung: Bei trockenem Husten, Auswurf Rainfarnmehl-Suppe und -Bouillon, bei den anderen Beschwerden alle Gerichte über 4 bis 6 Wochen täglich abwechseln.

Rainfarnmehl:
0,5 g Rainfarnpulver ohne Blüten
1 Eßlöffel Dinkelfeinmehl

Rainfarnsuppe
Hilft bei: Blähungen, Völlegefühl, Verstopfung, Diätfehlern.
- Zubereitung: Das Rainfarnpulver oder die Rainfarnblätter (vor der Blüte geerntet) in der Dinkelgrießsuppe mitkochen, mit Gewürzen abschmecken.

1 bis 2 Messerspitzen Rainfarnpulver oder 1/2 Teelöffel Rainfarnblätter frisch gehackt Dinkelgrießsuppe

Salbei-Wein
Hilft bei: Mund- und Körpergeruch.
- Zubereitung: Zutaten 2 Minuten kräftig abkochen, absieben.
- Anwendung: Bis zum Verschwinden des Geruchs mehrmals täglich warm schluckweise trinken.

1 Teelöffel Salbeiblätter
1/4 Liter Wein

Speisemohn
Hilft bei: Schlafstörungen, Juckreiz.
- Zubereitung: Mohnsamen in Apfelkompott mischen.

• Anwendung: 1 bis 3 Teelöffel vor dem Schlafen einnehmen.

Wasserlinsen-Elixier

20 g Wasserlinsen
6 g weißer Pfeffer
4 g Ingwerwurzel
30 g Zimtrinde
2 g Salbeiblätter
2 g Fenchelsamen
1 g Rainfarnkraut
60 ml abgeschäumten Honig
1 Liter Weißwein
14 g Blutwurzblätter
20 g Ackersenf
14 g Labkraut

Hilft bei: Chronischen Erkältungen, Virusinfektionen, Herpes, Abwehrschwäche. Das beste Mittel bei chronischer Abwehrschwäche, da es das Immunsystem stimuliert und die schlechten Säfte beseitigt. Es ist die Notbremse, wenn alle anderen Mittel nicht mehr helfen.
• Zubereitung: Da das Mittel schwer herzustellen ist, kauft man es besser in der Apotheke.
• Anwendung: 1 bis 2 Monate lang nach dem Aufstehen und vor dem Zubettgehen einnehmen.

Weinraute

Hilft bei: Prämenstruellen Beschwerden, schmerzhafter Menstruation. Bei Melancholikerinnen wirken Weinraute-Tabletten wie ein Konstitutionsmittel, wobei die Beschwerden oft schlagartig aufhören können.
• Anwendung: 2- bis 3mal täglich 1 Tablette Weinraute oder 1 Blatt frische Weinraute nach dem Essen.

Wermut-Trank

40 ml Wermutsaft
1 Liter Wein
150 g Honig

Hilft bei: Nierenschwäche, Herzinfarkt; Übersäuerung (Gallensäure), Augenschwäche, Magen- und Verdauungsstörungen, Unterleibsentzündungen, Ausfluß; zur Vorbeugung gegen Grippe, Erkältung, Arteriosklerose, zur Darmreinigung.

Die Wirkstoffe im Wermut verleihen dem Trank seinen bitteren Geschmack.

• Zubereitung: Jungen Wermut zerkleinern (durch den Wolf drehen), den Saft auspressen. Wein mit Honig kurz aufkochen und den Saft bei Siedehitze in den Honigwein gießen.
• Anwendung: Kurmäßig von Mai bis Oktober jeden zweiten Tag, um Schnupfen, Husten, Heiserkeit und Grippe vorzubeugen, in akuten Fällen auch das ganze Jahr hindurch trinken.

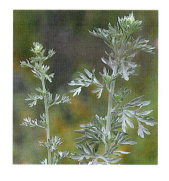

Wermut-Eisenkraut-Wein

Hilft bei: Zahnschmerzen, Sanierung von vereiterten Zahnherden, Phantomschmerzen nach Zahnbehandlung; als Alternative zur Antibiotika-Behandlung vereiterter Zähne, zur Herdbeseitigung im Dentalbereich.

Meistens verschwinden die Zahnschmerzen sofort, und nach wenigen Tagen hat sich der Herd beruhigt. Diese Anwendung ist einer Antibiotika-Behandlung vorzuziehen, da sie wirksamer und ungefährlich ist.
- Zubereitung: 1 Eßlöffel der Kräutermischung 1 bis 3 Minuten in Wein kräftig aufkochen, absieben.
- Anwendung: Die warmen Kräuter über dem Entzündungsherd als Kompresse 1/2 bis 1 Stunde aufbinden. Den abgesiebten Wein mit Rohrzucker süßen und warm schluckweise trinken. 1- bis 2mal täglich wiederholen, gegebenenfalls über 3 bis 7 Tage.

25 g Wermutkraut
25 g Eisenkraut
250 ml Wein
1 bis 2 Teelöffel Rohrzucker

Salben, Cremes und Öle

In der Hildegard-Heilkunde werden kostbare Pflanzen- und Tierfette eingesetzt. Sie transportieren entweder die Pflanzeninhaltsstoffe zu den Organen (wie das dünnflüssige Bärenfett in der Nieren-Rautensalbe) oder besitzen selbst heilende Wirkung, wie die entzündungshemmende Maibutter (Butter aus Frühlingsblumen-Milch) in der Tannencreme. Viele Pflanzen synthetisieren nur im Frühling bestimmte Wirkstoffe. Durch die Zugabe von 1 bis 2 Tropfen echtem Rosenöl wird die Wirksamkeit aller Salben, Cremes und Öle verstärkt.

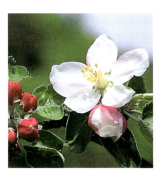

Vor dem Öffnen der Blüte ist die Apfelknospe besonders reich an öligen Wirkstoffen.

Apfelknospenöl
Hilft bei: Migräne und Kopfschmerzen durch Leber-, Milz-, Magen-, Darm-Leiden (eventuell zusammen mit Petersilien-Honig-Trank, Seite 76).
- Zubereitung: 1 Handvoll Apfelknospen in 1 Marmeladenglas mit Olivenöl einlegen, 10 Tage in die Sonne stellen, absieben.
- Anwendung: Vor dem Schlafengehen Kopf, Stirn und Schläfen mit dem Öl einmassieren.

10 bis 20 Apfelblütenknospen
100 ml Olivenöl

Einfache Rebtropfen
Helfen bei: Augenbrennen, Bindehautentzündung, Sehschwäche.
- Zubereitung: Wie bei Hildegard (Kasten Seite 80).
- Anwendung: Mit diesen einfachen Rebtropfen, die wie natürliche Tränen sind, befeuchte man oben und

> *»Wenn der Rebschoß im Frühjahr im Frühjahr geschnitten wurde, sammle die ausfließenden Rebtropfen von frühmorgens bis 12 Uhr mittags aus diesem Schnitt. Dann lasse etwas aufs Auge kommen, ohne die Augen zu befeuchten. Das mache er oft, und die Augen werden wieder klar sehen.«*

unten die Augenlider täglich 1- bis 2mal für längere Zeit, bis die Augenbeschwerden verschwunden sind.

Melaleukaöl (Myrtenöl)
Hilft bei: Hautinfektionen, Hautpilz, Nagelbettmykosen, Akne, Pickel, Schuppenflechte (Psoriasis).

Das Melaleukaöl, heute auch als Teebaumöl bekannt, bringt Eiterherde unter der Haut zum Verschwinden, beseitigt Akne und Pickel. Besonders erfolgreich ist die Melaleuka-Behandlung bei Pilzbefall von Zehen- und Fingernägeln.

Australisches Melaleukaöl (Teebaumöl) aus der Apotheke

- Anwendung: Vor der Behandlung 1 Tropfen Melaleukaöl am Handrücken einmassieren, 5 Minuten beobachten, ob sich eine Allergie (Rötung) entwickelt. Wenn das nicht der Fall ist, die betroffenen Stellen mit dem Öl einmassieren.

Ölige Rebtropfen
Helfen bei: Ohrenschmerzen (Mittelohrentzündungen, auch bei Kindern), Kopfschmerzen, Facialis- und Trigeminus-Neuralgie, beginnendem Tinnitus.

40 ml Rebstocksaft
60 ml Olivenöl

- Zubereitung: Flüssigkeiten mischen und vor Gebrauch kräftig schütteln.
- Anwendung: 10 ml ölige Rebtropfen vor und hinter dem Ohr kräftig einmassieren. Dadurch verschwinden selbst schwerste Ohrenschmerzen – besonders bei Kleinkindern – innerhalb von wenigen Minuten. Bei Neuralgien werden die Tropfen an den Schmerzstellen direkt einmassiert.

Rosen-Olivenöl
Hilft bei: Kopfschmerzen bei Facialis-Lähmung, Verspannungen der Halswirbelsäule, allgemein bei Nervenschmerzen, Seitenstechen und beginnender Gallenkolik.

1 ml echtes Rosenöl auf
100 ml Olivenöl

- Zubereitung: Die Öle vermischen.
- Anwendung: Das Öl auf Stirn, Schläfen, Kopf und Nacken oder den betroffenen schmerzhaften Stellen alle drei Stunden bis zur Besserung einmassieren.

Salbei-Butter-Salbe
Hilft bei: Kopfschmerzen durch Diätfehler.
- Zubereitung: Das Pulvergemisch in Butter einrühren und unter ständigem Rühren im Wasserbad zusammenschmelzen, kalt absieben und im Kühlschrank aufbewahren.
- Anwendung: Die Salbei-Butter-Salbe auf Stirn, Schläfen, Kopf sowie Nacken einmassieren. Mehrmals täglich wiederholen.

10 g Salbeipulver
10 g Majoranpulver
10 g Fenchelpulver
40 g Andornpulver
500 g Butter

Tannencreme
Hilft bei: a) Nebenhöhlen-Kopfschmerzen sowie bei Kopfschmerzen nach Streß oder seelischer Erregung; b) nervösem Magen, nervös bedingten Magen-Darm-Leiden, Schmerzen in der Magengrube (Sonnengeflecht), Schwäche der Bauchspeicheldrüse.
- Zubereitung: Tannennadeln mit Salbeiblättern kleinschneiden, in Wasser zu Brei kochen, mit Maibutter unter ständigem Rühren zusammenschmelzen, kaltrühren, vom Wasser abtrennen und in Salbengefäßen im Kühlschrank aufbewahren.
- Anwendung:
a) Zuerst die Herzgegend, dann Schläfen, Stirn und den ganzen Kopf mit der Creme einmassieren;
b) 1 bis 2mal täglich das Herz und das Sonnengeflecht zwischen Brustbein und Bauchnabel einmassieren.

50 g Frühlingstannennadeln
25 g Salbeiblätter
100 g Maikuhbutter
250 ml Wasser

Veilchencreme
Hilft bei: Kopfschmerzen durch Stirnhöhlenentzündung, Neuralgien, Kopfweh bei Nebenhöhlenentzündungen, Hautgeschwüren, Myomen, Behandlung von Operationsnarben, Strahlungsschäden, Pfeifferschem Drüsenfieber, der Hodgkinschen Krankheit, Zystenbildung in der Brust, Bindegewebsknoten, Mastopathie, Brustkrebs, geschwollenen Lymphknoten, Hautkrebs; zum Schutz vor Strahlenschäden, zur Störfeldbeseitigung.
- Zubereitung: Die Zutaten im Wasserbad miteinander verrühren und vorsichtig zum Sieden bringen, wäßrige Schicht abtrennen, abkühlen lassen und kaltstellen.
- Anwendung:
– Bei Kopfschmerzen Stirn und Schläfen einmassieren, mehrmals täglich wiederholen.

30 ml frischgepreßter Veilchenblätter- und -blütensaft
10 ml Olivenöl
30 g Ziegenfett

– Um Metastasen nach Brustoperationen zu verhindern, die Operationsnarbe zentripetal (zur Mitte hin) einreiben und zum Lymphgefäß ausstreichen.
– Bei allen anderen Beschwerden die geschwollenen Lymphknoten mit der Veilchencreme in Richtung Milz einmassieren und ausstreichen.

Weingeist-Oliven-Rosenöl
Hilft bei: gestörter Wundheilung; zur Desinfektion von Wunden.

100 ml Weingeist (Alkohol 70 %ig)
30 ml Olivenöl (kalt gepreßt, sehr gute Qualität)
0,5 ml Rosenöl

• Zubereitung: Alle Zutaten verschütteln.
• Anwendung: Die Wunde mit dem Feinmischöl desinfizieren und eine Mullkompresse, mit dem gleichen Gemisch getränkt, auf die Wunde binden. Dreimal wiederholen.

Wermutöl
Hilft bei: Hustenschmerz, Kleinkinderhusten, Grippe, Bronchitis, Seitenschmerzen, Brustschmerzen.
Das Wermutöl ist ein vorzügliches Mittel gegen Schmerzen und hilft besonders bei Kleinkinderhusten.

10 ml Wermutsaft
20 ml Olivenöl

• Zubereitung: Frischgepreßten Wermutsaft in Olivenöl mischen und in einer Medizinflasche 10 Tage dem Sonnenlicht aussetzen.
• Anwendung: Einige Tropfen ein- oder mehrmals täglich (vor dem Schlafen) über dem Brustbein einreiben. Vorsicht! Wermutöl kann Allergien auslösen. Deshalb vorher einen Tropfen einreiben und beobachten, ob eine Rötung eintritt. Ist dies der Fall, darf das Mittel nicht eingesetzt werden.

Anwendungen

Die beschriebenen Anwendungen zeichnen sich aus durch einfache Handhabung und verblüffende Wirksamkeit selbst in verzweifelten Fällen.

Dachsfell
Hilft bei: Durchblutungsstörungen, kalten und schmerzhaften Gelenken durch Arthrose, kalten Füßen, »abgestorbenen Füßen« durch diabetischen Kältebrand (Gangrän), zur Schmerzbeseitigung.

Die starken Borstenhaare des Dachsfells erwärmen durch Mikromassage die Haut, führen zu verbesserter Durchblutung und ermöglichen dadurch auf andere Weise nicht erreichbare Heilungen. Durch das Dachsfell konnte schon manches Bein vor Amputation gerettet werden.
• Anwendung: Hildegard empfiehlt, Artikel aus Dachsfell direkt auf der Haut zu tragen: Dachsgürtel um die Nierengegend, Dachsschuhe ohne Socken oder mit Socken aus Dachsfell.

Eisenkraut-Kompresse
Hilft bei: Abszessen, Fisteln, Haarwurzel-Abszessen, Eiterungen, Nagelbettvereiterungen, Brustdrüsen-Entzündungen, Furunkeln, Zeckenbissen, infizierten Lymphdrüsenschwellungen, Herpes zoster.
Durch die Behandlung öffnen sich die Abszesse und können ohne Operation ausheilen.
• Zubereitung: Kräuter ins Wasser geben, 3 Minuten aufkochen, absieben.
• Anwendung: Warme Kräuter in einer sterilen Mullbinde mindestens 1 Stunde lang als Kompresse auf die Wunde legen. Nach Trockenwerden der Kompresse 2- bis 3mal erneuern.

1 Eßlöffel Eisenkraut
250 ml Wasser

Gerstenbad
Hilft bei: Muskelschwund, Körperschwäche, in der Rekonvaleszenz.
• Zubereitung: Die Gerste im Wasser 20 Minuten kochen, absieben und den Extrakt ins Badewasser gießen.
• Anwendung: 20 Minuten bei 38 °C 2- bis 3mal wöchentlich baden.

1 kg Gerste
4 Liter Wasser

Kaltwasser-Behandlung
Hilft als: Kariesprophylaxe für gesunde Zähne.
• Anwendung: Morgens nach dem Frühstück sowie nach jedem Essen mit kaltem Wasser die Zähne putzen. Dies sorgt für kräftige Zähne mit hartem Zahnbein.

»Wer gesunde, kräftige Zähne haben will, nehme morgens, wenn er aufsteht, reines, kaltes Wasser in seinen Mund, damit der Schleim, der an seinen Zähnen sitzt, aufgeweicht wird. Mit diesem Wasser soll er sich dann die Zähne putzen.«

Leinsamen-Kompresse

Hilft bei: Seitenschmerzen, Seitenstechen, Juckreiz, offenen Ekzemen, Ekzemen mit Juckreiz, Nesselsucht, allergischem Kontaktekzem, Neurodermitis, blasenbildenden Dermatosen (Pemphigus), Gürtelrose (Herpes zoster), Psoriasis (Schuppenflechte) mit Juckreiz, Prellungen, nässenden Ekzemen, wunder und rissiger Haut, Wundheilungsstörungen, Verbrennungen.

3 Eßlöffel Leinsamen
1 Liter Wasser

- Zubereitung: Leinsamen in Wasser kochen. Den Leinsamenschleim durch das Leintuch filtrieren und die Schalen abtrennen.
- Anwendung: Leinsamen-Kompresse warm und feucht mindestens eine Stunde auf die Wunde legen und nach dem Abtrocknen erneuern. Bei Bedarf 3mal täglich wiederholen, bis die Wundheilung eintritt. Die Leinsamen-Kompresse kann sogar auf offene Brandwunden gelegt werden: Der Schleim saugt verbrannte Hautreste ab und sorgt für narbenlose Ausheilung.

Maulbeerblätter

Helfen bei: Hautausschlägen, juckender Allergie, Krätze, Psoriasis.

1 Handvoll Maulbeerblätter
1 Liter Wasser

- Zubereitung: Die Maulbeerblätter in Wasser 3 Minuten kräftig auskochen und absieben.
- Anwendung: Mit dem Maulbeerblätter-Tee die juckenden Hautstellen waschen oder darin baden. Man kann auch feuchte, warme Maulbeerblätter-Kompressen 1 Stunde lang auf die Wunden binden und nach dem Trocknen erneuern. Der Maulbeerblätter-Tee kann ebenso auf heißen Saunasteinen zum Verdampfen gebracht und inhaliert werden.

Rautensalbe zur Nierenmassage

Hilft bei: Nierenschmerzen, Nierenleiden, Bluthochdruck. Durch diese Anwendung werden erhöhte Blutdruck-Werte normalisiert und die Nieren zur Ausscheidung angeregt. Die Nebenniere produziert mehr Hormone für die Blutdruck-Regulation.

20 g Rautensaft
20 g Wermutsaft
5 Tropfen Rosenöl
50 g Bärenfett

- Zubereitung: Zutaten zu einer Creme verrühren.
- Anwendung: Ulmenholz-Kaminfeuer anzünden und die Salbe mit rhythmischen Bewegungen im Nierenbereich einmassieren. 15 Minuten vor dem Feuer wirken lassen.

Rebaschenlauge
Hilft bei: Parodontose, Zahnfleischbluten, Zahnfleischentzündung und als Zahnpflegemittel für schöne Zähne.
• Zubereitung: Im Frühjahr abgeschnittene Weinreben sammeln und sonnentrocknen, auf einem Rost oder einer Alufolie im Kamin veraschen und die Pflanzenasche (etwa 10 g) gepulvert in den Wein schütten. Oder die Rebasche auf einem Blech im Backofen für 5 Minuten auf 280 °C erhitzen und veraschen. Rebaschenwein aufschütteln.
• Anwendung: Einen großen Schluck in den Mund nehmen, nach dem Essen die Zähne putzen. Ausspucken, nicht nachspülen. Diese Zahnbehandlung macht ein Zähneputzen mit handelsüblicher Zahnpasta unnötig.

1 Handvoll Weinrebenzweige
1 Liter Wein

Ringelblumen
Hilft bei: akuten und chronischen Vergiftungen, Arzneimittelvergiftungen, Fischvergiftung, Pilzvergiftung, Salmonellose. Mit dieser Behandlung sind die schlimmsten Vergiftungen in kurzer Zeit wieder verschwunden.
• Zubereitung: Die Ringelblumen im Wasser 2 bis 5 Minuten aufkochen, absieben.
• Anwendung: Die Blüten als Kompresse auf den Magen legen, den Tee warm schluckweise trinken. Im Bett liegen bleiben. Die Entgiftung erfolgt durch Erbrechen oder Durchfall.

1 bis 2 Eßlöffel Ringelblumen frisch oder getrocknet
1/4 bis 1/2 Liter Wasser

»*Wer Gift ißt oder wem Gift eingegeben wurde, koche Ringelblumen in Wasser und lege sie ausgedrückt warm über den Magen. Das bringt das Gift in Bewegung und bringt es aus ihm heraus.*«

Schafgarbenblätter
Helfen bei: Verletzungen, frischen oder infizierte Wunden; zur Wundbehandlung, Operationsvor- und -nachbehandlungen, inneren Wunden, Infektionen, Zerrungen, Quetschungen. Mit dieser Methode heilen auch die allerschlimmsten infizierten Wunden. Selbst antibiotikaresistente Keime lassen sich beseitigen. Schafgarbenblätter helfen sogar bei angeblich hoffnungslosen Fällen.

1 Eßlöffel Schafgarben-
blätter (möglichst frisch)
250 ml Wasser

- Zubereitung: Schafgarbenblätter in Wasser etwa 1 Minute aufkochen.
- Anwendung je nach Indikation:
– Wundbehandlung: Wunden zuerst mit Alkohol desinfizieren. Wasser aus den Blättern drücken, Blätter warm und locker als Kompresse auf die Wunde binden. Öfters erneuern. Möglichst nicht trocken werden lassen (feuchte Wundbehandlung). Die warmen gekochten Schafgarbenblätter kann man auch unmittelbar auf eine gereinigte Wunde binden.
– Zur Operationsvorbereitung, als Schutz vor Sepsis und Hospitalkeimen: 3 Tage vorher 3 Messerspitzen Schafgarbenpulver in 1/4 bis 1/2 Liter Schafgarbentee über den Tag verteilt trinken.
– Für eine komplikationsfreie Wundheilung nach der Operation: bis zu 10 Tage in gleicher Weise verfahren.

> »Wenn eine Spinne oder ein anderes Gewürm an den Menschen kommt oder sie sich an ihn heftet, dann reibe er alsbald mit dem Wegerichsaft die Haftstelle ein, und es wird besser.«

Wegerichsaft-Urtinktur
Hilft bei: Bienen-, Mücken-, Wespen-, Hornissen-, Skorpionstich (Zeckenbiß).
- Anwendung: Sofort die Stichstelle mit Wegerichsaft oder frischen, gequetschten Wegerich (Spitzwegerich oder Breitwegerich)-Blättern bestreichen (Kasten).

Weizen-Packung
Hilft bei: Ischialgie und Hexenschuß.
- Zubereitung: 1 kg Weizenkörner mit 3 Liter Wasser eine halbe Stunde aufkochen, absieben.
- Anwendung: Die warmen Körner auf eine doppelte Lage Frotteehandtücher geben und 2 bis 3 Stunden mit der nackten Haut darauf legen.

Vorsicht: Verbrennungsgefahr. Vorher mit der Hand Verträglichkeit feststellen

> »Wenn das Blut und das Wasser in den Augen eines Menschen wegen des Alters oder infolge einer Krankheit übermäßig verbraucht wird, gehe er auf einen grünen Rasen und blicke ihn solange an, bis die Tränen in seine Augen kommen. Denn das Grasgrün nimmt weg, was in den Augen trüb geworden ist und macht sie rein und leuchtend.«

Wiesengrün-Wasser-Behandlung
Hilft bei: Sehverlust, trüben Augen durch beginnenden grauen oder grünen Star.

- Anwendung: Befolgen Sie die Vorschläge Hildegards (Kasten Seite 86). Tauchen Sie danach ein Leintuch in reines Wasser, drücken überschüssiges Wasser aus, damit kein Wasser auf die Augäpfel kommt, und legen es möglichst oft über die Augen.

Wilde Minze (Mentha sativa)
Hilft bei: Krätze. Bei Hildegard wird zum ersten Mal die Krätzmilbe beschrieben und behandelt.
- Zubereitung: Die wilde Minze zerpulvern.
- Anwendung: Das Pulver 3mal täglich mit einer Kompresse auf die befallene Stelle legen, bis die Milben verschwunden sind (bis zu 4 Wochen).

Zypressenbad
Hilft bei: Nervenschwäche, Kraftlosigkeit, Altersschwäche, Kräfteverfall, Hysterie.
- Zubereitung: Zypressenzweige im Wasser 20 Minuten aufkochen, absieben und den Sud ins Badewasser bei 38 °C geben.
- Anwendung: Mehrmals wöchentlich 20 Minuten baden, danach 1 Stunde ruhen.

1 Handvoll Zypressenzweige
2 Liter Wasser

Zum Nachschlagen

Haus- und Notfallapotheke nach Hildegard
(Produkte in der Apotheke besorgen, Bezugsadressen Seite 90)

Akeleisaft: als Fiebermittel, bei Viruserkrankungen von Kindern
Andorn-Mischkräuter (Grippekräuter): bei Schnupfen, Husten, Heiserkeit
Bärwurz-Mischpulver: bei Migräne, Kopfschmerz
Dachsfell: gegen Schmerzen
Edelpelargonien-Mischpulver (Grippepulver): zur Vorbeugung gegen Grippe
Eiflocken mit Mutterkümmel: bei Durchfall
Eisenkraut und Wermutkraut: bei Zahnschmerzen
Fenchel-Galgant-Tabletten: bei Krämpfen, Schmerzen
Galgant-Tabletten (0,1 g): bei Herzschmerzen, Herzschwäche, Herzschwindel
Honigwein mit Petersilie: bei Herzschwäche
Jaspisscheibe: bei Herzrhythmusstörungen, Rheuma
Leinsamen (in Leintuch): bei Verbrennungen, Schmerzen
Meisterwurz (geschnitten): als Fiebermittel
Olivenöl mit Rosenöl: als Schmerzmittel, bei Krämpfen
Rebtropfen (einfache): bei Bindehautentzündung
Rebtropfen (ölige): bei Ohrenschmerzen
Schafgarben-Pulver: zur Wundheilung, Vorbereitung bei Operationen
Spitzwegerich-Saft: bei Insektenstichen
Tannencreme: bei Kopf-, Herz-, Magen- und Bauchschmerzen
Veilchencreme: zur Wundheilung, bei Geschwüren und Narben
Wermutkraut/Eisenkraut: bei Zahnschmerzen
Wermutöl: bei Husten, Bronchitis
Wermutsalbe: bei Rheuma, Arthritis

Lexikon zur Hildegard-Medizin

Code, genetischer: Die Information in unserer Erbsubstanz wird durch 4 Elemente, die Kernbasen Adenin, Cytosin, Guanin und Thymin festgelegt. Jeweils drei dieser Basen bilden gleichsam einen Buchstaben (Code) im Buch der Erbinformation.

Herdinfekte: chronische Infektionen, beispielsweise chronische Nebenhöhlenentzündung, vereiterte oder tote Zähne, vereiterte Mandeln, chronisch gereizter Blinddarm, ständige Blasenentzündung.

Lebenskraft (auch: viriditas oder Grünkraft): Die Kraft, die allem Lebendigem innewohnt und von Gott gegeben wird. Zur Lebenskraft gehören die Kraft der Jugend, die Sexualität, die Zellvermehrung, die Regenerationskraft. Krankheit ist ein Mangel an Lebenskraft, der durch die Lebenskraft in gesunder Nahrung wieder ausgeglichen wird.

Melanche (schwarzer Gallenfarbstoff und Gallensäure): Der Stoff, der traurig macht und sich im Blut eines jeden Menschen bei Krankheit mehr, bei Gesundheit weniger finden läßt. Ziel der Hildegardschen Therapie ist es, die krankheitsauslösende Melanche auszuleiten (zu beseitigen).

Melanche-Neutralisation: Hildegard-Maßnahme zur Beseitigung des Depressionsstoffs → Melanche. Als Heilmittel gegen Melancholie wirken beispielsweise Dinkel, Fenchel, süße Mandeln, gelöschter Wein und Aronstab-Elixier. Dagegen vermehren Streß, Fast Food und → Küchengifte die Melanche.

pH-Wert: Säurewert einer Flüssigkeit, der von stark sauer (pH = 1) über neutral bis stark basisch (pH = 14) reicht: Blut (pH = 7,4), Magenflüssigkeit (pH = 1).

Radikalfänger, Antioxidantien: Freie Sauerstoff-Radikale treten auch beim normalen Stoffwechsel vorübergehend auf. Werden sie nicht von Antioxidantien (Vitamine C, E und P, Betakarotin, Selen) unschädlich gemacht, können sie beispielsweise zu vorzeitigen Alterungserscheinungen, Ablagerungen von Cholesterin in den Blutgefäßen und zu krebsauslösenden Zerstörungen am Erbgut führen.

Säfte: Als Säfte oder Phlegmata bezeichnet Hildegard vier, den Elementen Feuer, Wasser, Erde, Luft zugeordnete Eigenschaften des menschlichen

Körpers, die beim Gesunden im Gleichgewicht stehen müssen. Sie unterscheidet trockenes, feuchtes, schaumiges und lauwarmes Phlegma.
Schwarzgalle: Gallensäure und Gallenfarbstoff
Subtilität: Der Heilwert in den Naturdingen, die von Gott für den Menschen in der Schöpfung bereitgestellt wurden.
Toxine: Giftstoffe, die durch den Stoffwechsel von Bakterien, Viren oder Pilzen frei werden und den Körper schwer und dauerhaft schwächen und vergiften können.
Viriditas: → Lebenskraft

Adressen, die weiterhelfen

Bezugsquellen Deutschland

Hildegard-Produkte allgemein
Jura-Naturheilmittel KG: Wolfgang Gollwitzer, Nestgasse 2–6, 78464 Konstanz
Stadtmühle: Egon Binz, 78187 Geisingen, Filiale: Theodor-Heuss-Straße 36, 78467 Konstanz
s'Geisarieder Lädele: Rosenweg 2, 87616 Marktoberdorf-Geisenried

Dachsfellgürtel und -schuhe
Schuhmacherei Pollak: Rosenweg 3, 78315 Radolf-Liggeringen

Dinkelspelz-Unterbetten, -Steppdecken und -Kopfkissen
Waltraud Daum: Rechenauerstraße 95, 83022 Rosenheim

Edelsteine
Schleiferstüble: G. Mehl, Wessenbergstraße 31, 78462 Konstanz
Dietlinde van der Zalm: Hochstraße 6, 65558 Isselbach-Ruppenrod

Edelkastanienhölzer, Spazierstöcke, Greiflinge
Rebholz KG: Pommernweg 5, 71720 Oberstenfeld

Dinkelbier
Apostel-Bräu: Eben 11–15, 94051 Hauzenberg

Biologischer Weinbau
Willi Frey: Rüstlinberg 5, 79112 Freiburg-Tiengen
Weinbau und Weinkellerei Georg Pfisterer:
    Landstraße 78, 69198 Schriesheim
Klosterladen Disibodenberg (Wein, Äpfel und Bücher):
    Freiherr von Racknitz, 555 71 Odernheim

Hildegard-Küche und -Ferien
Kurhaus Hildegard: Strandweg 1, 78476 Allensbach
Hotel Sponheimer Hof: Familie Heinz Schütz,
    Sponheimer Straße 19–23, 56850 Enkirch/Mosel

Kräuter und Gewürze
Gärtnerei Bornträger und Schlemmer: 67591 Offstein

Bezugsquellen Schweiz
Hildegard-Vertriebs AG: Aeschenvorstadt 24,
    CH-4010 Basel
Handels- und Kundenmühle Koch & Co.:
    CH-8272 Ermatingen/TG
Gärtnerei Bolliger: Wilstraße 44, CH-4511 Horriwil
Gärtnerei R. Braun: Bronschhoferstraße 48,
    CH-9500 Wil/SG

Bezugsquellen Österreich
Helmut Posch: Weinbergweg,
    A-4880 St. Georgen im Attergau
Hönegger Handelsgesellschaft mbH.:
    Wolf-Dietrich-Weg 141, A-5163 Mattsee

Praxen, Vereine, Zeitschriften
Hildegard-Zentrum Bodensee: Kurhaus Hildegard und
    Hildegard-Praxis Dr. W. Strehlow, Strandweg 1,
    78476 Allensbach
Förderkreis Hildegard von Bingen Konstanz e.V.:
    Schiffstraße 2, 78464 Konstanz
Bund der Freunde Hildegards: Weinbergweg,
    A-4880 St. Georgen im Attergau

Bücher, die weiterhelfen

Werke der Hildegard von Bingen

Hildegard von Bingen: Scivias. Otto Müller Verlag, Salzburg

Hildegard von Bingen: Der Mensch in der Verantwortung (Übersetzung des Buches »Liber Vitae meritorum«). Otto Müller Verlag, Salzburg

Hildegard von Bingen: Welt und Mensch (Übersetzung von »Liber Divinorum operum«). Otto Müller Verlag, Salzburg

Hildegard von Bingen: Causae et Curae. Neudruck der Basler Hildegard-Gesellschaft

Hildegard von Bingen: Ursachen und Behandlung der Krankheiten. Haug Verlag, Heidelberg

Hildegard von Bingen: Physica. In: Patrologia Latina, Band CXCVII. Basler Hildegard-Gesellschaft

Hildegard von Bingen: Heilmittel (Übersetzung von »Physica«). Basler Hildegard-Gesellschaft

Hildegard von Bingen: Briefwechsel mit Wibert von Gembloux. Herausgeberin: Walburga Storch, Pattloch Verlag, Augsburg

Zur Medizin der Hildegard von Bingen

Hertzka G.: So heilt Gott: Christiana Verlag, Stein am Rhein

Hertzka G.: Kleine Hildegard-Hausapotheke. Christiana Verlag, Stein am Rhein

Hertzka G.: Wunder der Hildegard-Medizin. Christiana Verlag, Stein am Rhein

Hertzka G., Strehlow W.: Die Küchengeheimnisse der Hildegard-Medizin. Hermann Bauer Verlag, Freiburg

Hertzka G., Strehlow W.: Die Edelsteinmedizin der hl. Hildegard. Hermann Bauer Verlag, Freiburg

Hertzka G., Strehlow W.: Handbuch der Hildegard-Medizin. Hermann Bauer Verlag, Freiburg

Hertzka G., Strehlow W.: Große Hildegard-Apotheke. Hermann Bauer Verlag, Freiburg

Strehlow W.: Ernährungstherapie der hl. Hildegard. Bauer Verlag, Freiburg

Strehlow W.: Heilen mit der Kraft der Seele – die Psychotherapie der hl. Hildegard. Hermann Bauer Verlag, Freiburg

Strehlow W.: Beiträge in der Reihe »Lebensweisheiten der hl. Hildegard«, Kanisius Verlag, Freiburg, Konstanz. Bisher erschienen: »Die Kunst des Alterns«, »Das rechte Maß als Lebensprinzip«, »Wege aus der Traurigkeit«, »Durchbruch zur Liebe«, »Freuden und Leidenschaften des Alters«, »Heil, heilig, Heilung«

Strehlow W.: Das Hildegard von Bingen Kochbuch. Heyne Verlag, München

Strehlow W.: Wie Hildegard-Medizin vorbeugt und heilt. Herder Verlag, Freiburg im Breisgau

Strehlow W.: Das Gesundheitsprogramm der Hildegard von Bingen: Herz-Kreislauf, Krebs und Abwehrschwäche, Magen-Darm-Leiden, Frauenkrankheiten, Hauterkrankungen, Rheuma und Gicht. Knaur Verlag, München

Sachregister

Abszeß 17
Abwehrschwäche 17
Aderlaß 63
Akelei 67, 88
Akne 17
Allergie 9
Altersflecken 22, 59
Amethyst 59
Aminosäuren 46
anaphylaktischer Schock 25
Andorn 32
Andorn-Mischkräuter 67, 88
Antibiotika 49, 78
Äpfel 49
Apfelknospenöl 79
aphrodisierend 49
Aronstab 40
Aronstabwurzel-Wein 68
Arzneimittelschatz 13
Asthma 18
Augenbrennen 18
Augenschwäche 18
Augentropfen 60
Ausfluß 18
Ausleitungstherapie 14, 63
Auswurf 18

Bakterien 63
Bärenfett 79
Bärwurzbirnhonig 68
Bärwurzmischpulver 88
Beifuß-Zigarre 65
Bertram 52
Betablocker 60
Bibernell-Mischpulver 68
Bindegewebszysten 18
Bingen 6
Birnen 50
Blähungen 9, 18
Blinddarmentzündung 9
Bluterguß 19
Bluthochdruck 19
Bohnen 46
Borreliose 43
Brechreiz 19
Brennessel 53
Briefe 7
Brombeer-Elixier 69
Bronchitis 19
Brustdrüsen-Entzündung 19
Butter 55

Causae et curae 6, 15
Cholesterin 50, 52, 55, 56, 63
Christus 6
Code, genetischer 88
Colitis 19

Dachsfell 82, 88
Dämonen 13
Darmbakterien 9, 46
Darmgeschwür 28
Darmparasiten 47
Darmreinigung 20
Darmschleimhautentzündung 20
Depression 9, 20
Diabetes 21
Diäten 56
Dinkel 15, 45, 46, 69
Dinkel-Habermus 69
Dinkel-Kur 15, 57
Dinkelganzkörner-Kur 69
discretio 49
Disibodenberg 5
Drei-Tage-Fieberdiät 57
Durchblutungsstörung 9, 10, 21, 26
Durchfall 21
Durchfall-Diät 56
Dysmenorrhoe 21

Ecclesia 6
Edelkastanien 69
Edelpelargonien-Mischpulver 70, 88
Edelsteine 58, 59
Edelstein-Therapie 13
Eiflocken 88
Einfache Rebtropfen 79, 88
Einlauf 58
Eisenkraut 17, 88
Eisenkraut-Kompressen 83
Eiterung 21
Eiweißallergie 31
Ekzem 9, 21, 22
Elementenlehre 11
Embryonalentwicklung 64
Energielosigkeit 22
Erbanlagen 12
Erbsen 46
Erdbeeren 9
Erkältung 22, 26
Ernährung 8
Ernährungstherapie 13
Eustachische Röhre 33

Facialislähmung 22, 27
Fäulnisbakterien 9
Fäulnisprozesse 46, 50
Fasten 8, 58, 61
Fastenkeks 58
Fenchel 47
Fenchel-Dillkräuter 70
Fenchel-Galgant-Tabletten 88
Fenchelmischpulver 70
Fenchelsamen 71
Fettsäuren, ungesättigte 54
Fieber 22
Fisch 54
Fisteln 22
Fleisch 54
Flohsamen 71
Flohsamen-Wein 71
Fluor albus 18
Frischkäse 56
Früchte 49
Furunkel 23

Galgant 24, 71, 88
Galgantwurzel-Wein 72
Gallensäure 46, 52, 58
Gastritis 23
Gebet 62, 65
Gedächtnisstörungen 9
Geflügelfleisch 54
Gehirnerschütterung 23, 27
gelöschter Wein 37
Gembloux, Wibert von 7
Gemüse 46
Gerstenbad 83
Gewürze 52
Giftstoffe 8, 58
Glaube 61, 65
Goldkur 72
göttlicher Aspekt 12
Grippe 23, 26

Hagebutte 50
Halsweh 23
Hämatom 23
Hammelfleisch 54
Hautausschlag 24
Hautgeschwür 24
Hautinfektion 24
Hautpilz 24
Headsche Zonen 64
Heiligsprechung 7, 14
Heilungsprozeß 59, 65
Heiserkeit 24
Herdbeseitigung 24
Herdinfekte 89
Herpes zoster 24
Hertzka, Gottfried 5, 56
Herzkur, kleine 19, 39
Herzinfarkt 10
Herzinsuffizienz 24
Herzschwäche 24
Heuschnupfen 25

High-Tech-Medizin 7
Hildegard-Fasten 58
Hildegard-Küche 45
Hildegard-Musik 62
Himbeere 50
Hirschfleisch 55
Hirschzungen-Elixier 72
Hirschzungenfarn 20
-Pulver 72
Hitzewallungen 25, 26
Husten 25

Immunschwäche 61
Immunsystem 9, 78
infirmi humores 63
Insektenstich 25
Interdikt 7
Ischialgie 31

Jaspis 60
Jaspis-Olive 25, 60
Jaspisscheibe 60, 88
Johannisbeeren 50
Juckreiz 26
Jung, C.G. 13

Kalbfleisch 55
Kalbsfußknochenbrühe 73
Kaltwasser-Behandlung 83
Karzinogene 47
Käse 56
Katarakt 39
Katarrh 26
Kehlkopfentzündung 26
Keuchhusten 26
Kichererbsen 47
Kirschen 51
Klimakterium 26
Knoblauch 47
Konservierungsstoffe 8
Konstitutionen 12
Kopfschmerzen 26
Königskerzen-Fenchel-Wein 73

Konzentrationsschwäche 27
Kopfsalat 73
Kornelkirschen 51
Körpergeruch 30
körperlicher Aspekt 12
kosmischer Aspekt 12
Kosmos 6
Krätze 27
Küchengifte 9, 26
Kürbisöl 56
Kurzatmigkeit 27

Lammfleisch 54
Laster 10, 58, 61
Lauch 9
Lebenskraft 62, 89
Lebensmittel, heilende 45
Lebensmittel, schädliche 9
Lebensmittelallergie 28
Lebensregeln 7
Leinsamen 41, 88
Leinsamen-Kompressen 84
Liebstöckel-Dotter-Suppe 73
Lungenentzündung 28
Lymphknotenschwellung 28

Magengeschwür 28
Magenentzündung 28
Maibutter 79
mali humores 63
Mandelentzündung 29
Mandeln, süße 52
Mandelöl 56
Mangold 49
Masern 29
Mastitis 19
Mastopathie 29
Maulbeerblätter 84
Maulbeeren 51
Medikamente 8
Meditation 8, 62, 63

(Meditation) 64, 65
Meerrettich 47
Meerrettich-Galgant-Mischung 74
Meisterwurz 88
Meisterwurz-Wein 74
Melaleukaöl 80
Melanche 89
Melde 49
Migräne 27, 29
Mispeln 51
Mittelohrentzündung 9, 29
Mohrrüben 47
Morbus Crohn 29
Moxibustion 65
Mumps 30
Mundgeruch 30, 32
Musiktherapie 14, 62
Muskatellersalbei-Trank 74
Muskat-Zimt-Nelken-Kekse 74
Mutterkraut 75
Mutterkümmel-Ei-Granulat 75
Myom 30
Myrtenöl 80

Nachtschweiß 25, 30
Nagelbettmykose 30
Nagelbettvereiterung 31
Narbenbehandlung 31
Narbenschmerz 24
Nasennebenhöhlenentzündung 27, 33
Naturheilkunde 7
Nebenhöhlenentzündung 31
Nervenkekse 74
Nervenschwäche 31
Neuralgie 31
Neurasthenie 31
Neurodermitis 32
Nierenmassage 84
Nierenschwäche 33
noxii humores 63

Ödem 24
Ohrenbeschwerden 27, 33
Ohrenwasser 60
Ohrgeräusche 33
Ölige Rebtropfen 80, 88
Operationsnarbe 34
Orangen 51
Ordo virtutum 62
Osteoporose 34

Panaritium 31
Parodontose 34
Periodenschmerz 34, 35
Petersiliehonigtrank 76, 88
Pfeffer 53
Pfirsich 9
Pflanzenöle 55
Pflaumen 9
Pflaumenkernkur 76
pH-Wert 10, 46, 89
Phantomschmerz 34
Pharingitis 36
Phlegmata 11
Physica 6, 14
Physiotherapie 14
Pickel 34
Pigmentstörungen 22
Pilze 9
Poleiminze 53
Polyp 34
prämenstruelle Beschwerden 35
Prellung 35
Pseudokrupp 35
Psychoneuro-Immunologie 61
Psychosomatik 61
Psychotherapie 14, 61

Quendel 53, 76
Quetschung 36
Quitten 52

Sachregister

Rachenentzündung 36
Radikalfänger 48, 89
Rainfarn 37
Rainfarnpulver 76
Rainfarnsuppe 77
Rautensalbe 84
Rebaschenlauge 85
Rebstockwasser 88
Rehfleisch 55
Reinigung 8
Reisekrankheit 36
Rettich 48
Rheuma 9
Rindfleisch 55
Ringelblumen 85
Risikofaktoren, seelische 10
Roemheld-Syndrom 36
Rohkost 9, 46
Rosenöl 79
Rosen-Olivenöl 80, 88
Rote Bete 48
Röteln 36
Rubeolen 36
Rückenschmerzen 41
Rupertsberg 6

Säfte 11, 89
Salat 48
Salbei-Butter-Salbe 81
Salbeiwein 77
Salmonellose 36
Sättigungsgefühl 50
Sauerstoffmangel 10
Sauna 84
Säure-Basen-Haushalt 50
Schadstoffe 63
Schafgarbe 41
Schafgarbenblätter 85, 88
Scharlach 37
Schlackenstoffe 8, 58, 64
Schlaf 8
Schlaflosigkeit 37
Schlaganfall 10
Schleimbeutelschwellung 38
Schmerzpunkt 65
Schnupfen 38
Schock 25
Schöpfung 6
Schröpfen 64
Schwangerschaftserbrechen 38
Schwarzgalle 10, 12, 47, 90
Schweinefleisch 55
Schweißausbruch 25, 26, 38
Schwellung 38
Schwerhörigkeit 38
Schwingungen 59
Scivias 6
seelischer Krankheitsaspekt 13
Sehschwäche 39
Seitenstechen 39
Selbstheilungskräfte 63
Sellerie 49
Sinusitis 31
Skabies 27
Sodbrennen 39
Sonnenblumenöl 56
Speisemohn 33, 77
Spinat 49
Spitzwegerich-Saft 88
Sputum 18
Star, grauer 39
Stauungsbronchitis 39
Stimmungsschwankungen 9, 26, 40
Stimmverlust 40
Stirnhöhlenentzündung 27
Störfeldbeseitigung 40
Straußenfleisch 54
Streß 27
Subtilität 45, 90

Tannencreme 79, 81, 88
Tanz 62
Teebaum 17
Teebaumöl 80
Tennisellbogen 40
Tinnitus 33, 40
Topas-Wein 60
Toxine 63, 90
Trigeminus-Neuralgie 31
Tubenkatarrh 29
Tugend 10, 61

Überbein 40
Übersäuerung 10, 46
Umweltgifte 8, 47, 63
Unglaube 61

Varizellen 42
Veilchencreme 81, 88
Verbitterung 40
Verbrennung 41
Verdauungsschwäche 41
Vergiftung 41
Verletzung 41
Verrenkung 43
Verschleimung 9
Verspannung 41
Verstauchung 43
Verstopfung 42
Viriditas 90
Virusinfektion 42
Visionen 62
Visionsauftrag 5, 6
Völlegefühl 42

Walnüsse 52
Walnußöl 56
Warzen 59
Wasserlinsen-Elixier 78
Wegerichsaft-Urtinktur 86
Wein, gelöschter 37
Weingeist-Oliven-Rosenöl 82
Weinraute 78
Weizenpackung 86
Wermutöl 82, 88
Wermutsalbe 88
Wermuttrank 78
Wermut-Eisenkraut-Wein 78, 88
Wertmaßstäbe 61, 62
Wiesengrün-Wasser-Behandlung 86
Wilde Minze 87
Windpocken 42

Zahn, vereitert 42
Zähne 24
Zahnfleischbluten 43
Zahnfleischentzündung 43
Zahnfleischschwund 34
Zahnsanierung 37
Zahnschmerzen 43
Zeckenbiß 43
Zerrung 43
Ziegenfleisch 55
Ziegenmilch 56
Ziegenkäse 56
Zitronen 51
Zivilisationskrankheiten 7, 45, 66
Zusatzstoffe 8
Zwiebel 49
Zypressenbad 87
Zystenbildung 43

Zum Nachschlagen

Wichtiger Hinweis
Die von Autoren der Reihe »GU Ratgeber Naturmedizin heute« vertretenen Auffassungen in bezug auf Krankheiten und ihre Behandlung weichen teilweise von der allgemein anerkannten medizinischen Wissenschaft ab. Jeder Leser ist aufgefordert, in eigener Verantwortung zu entscheiden, ob und inwieweit die in diesem Buch vorgestellten Naturheilverfahren und Naturheilmittel für ihn eine Alternative zur »Schulmedizin« darstellen.

© 1998 Gräfe und Unzer Verlag GmbH, München
Alle Rechte vorbehalten. Nachdruck, auch auszugsweise, sowie Verbreitung durch Film, Funk und Fernsehen, durch fotomechanische Wiedergabe, Tonträger und Datenverarbeitungssysteme jeder Art nur mit schriftlicher Genehmigung des Verlages.

Redaktion:
Doris Schimmelpfennig-Funke

Lektorat:
Kurt Gallenberger

Bildredaktion:
Christine Majcen-Kohl

Layout und Umschlaggestaltung:
Heinz Kraxenberger

Produktion:
Susanne Mühldorfer

Satz und Herstellung:
Easy Pic Library

Repro:
PHG-Lithos

Druck und Bindung:
Druckerei Auer

ISBN 3-7742-3378-0

Auflage 3. 2. 1.
Jahr   2000 99 98

Bildnachweis:
AKG Berlin: U1, Seite 2, 4, 6, 7, 10, 12, 13, 16, 61; AKG Berlin/ Erich Lessing: Seite 8, 44, 64; AKG Berlin/ Michael Teller: Seite 5; Hermann Eisenbeiß: Seite 20 (Freisteller), 37, 41, (unteres Foto), 53 (unteres Foto), 67, 74, 78; Mathias Michel: Seite 14, 25, 60; Hans Reinhard: U2/Seite 1, 3, 15, 21, 24, 29, 32, 33, 36, 40, 45, 53 (oberes Foto), 66, 70, 71, 79; Thomas von Salomon: Seite 49 (unteres Foto); Reiner Schmitz: Seite 17, 20, 41 (oberes Foto), 48; Christian Teubner: Seite 49 (oberes Foto), 52, 56, 57.

Die GU-Homepage finden Sie im Internet unter:
www.gu-online.de